Denise Terhaar

Tiergestützte Impulsbegegnungen

Tiergestützte Arbeit bei Menschen mit demenziellen Erkrankungen

Diplomica Verlag

Terhaar, Denise: Tiergestützte Impulsbegegnungen. Tiergestützte Arbeit bei Menschen mit demenziellen Erkrankungen, Hamburg, Diplomica Verlag 2020

Buch-ISBN: 978-3-96146-808-9
PDF-eBook-ISBN: 978-3-96146-308-4
Druck/Herstellung: Diplomica Verlag, Hamburg, 2020
Covermotiv: © Foto Video Digital Gewers GmbH

Bibliografische Information der Deutschen Nationalbibliothek:
Die Deutsche Nationalbibliothek verzeichnet diese Publikation in der Deutschen Nationalbibliografie; detaillierte bibliografische Daten sind im Internet über http://dnb.d-nb.de abrufbar.

© Diplomica Verlag, Imprint der Bedey Media GmbH
Hermannstal 119k, 22119 Hamburg
http://www.diplomica-verlag.de, Hamburg 2020
Printed in Germany

Vorwort

„Gib dem Menschen einen Hund und seine Seele wird gesund." Schon Hildegard von Bingen (1098-1179) ging mit dieser Aussage in die Welt und genau das ist es, was wir mit der hundegestützten Arbeit ausleben möchten. Die tiergestützte Arbeit soll uns Menschen helfen, unser Wohlbefinden zu steigern. In einem ganzheitlichen Konzept unter der Beachtung von wesentlichen Faktoren, getreu dem Motto „tiergestützt UND tiergeschützt". Denn die Beziehung zwischen Mensch und Tier ist das wohl empfindlichste Gut auf Erden, was die Arbeit zwischen Mensch und Tier zu einem besonders wertvollen Projekt macht. Mir ist es hier, aber auch immer in unserer Arbeit, wichtig, dass die tiergestützten Interventionen nicht erst anfangen, wenn Förderziele dadurch positiv unterstützt werden, sondern bereits im ersten Augenblick der Begegnungen.

Für alle diese besonderen Begegnungen bin ich natürlich meinem Vierbeiner Mila dankbar – du wundervoller Hund, Begleiter, Möglichmacher, Ideengeber, Stütze, Glücksbringer und mein persönlicher tierischer Held!

Ohne dich und deine Art mit Menschen umzugehen wäre all dies niemals geschehen. Mit deinen vier Pfoten haben wir unvergessliche Momente kreiert und erlebt.

Weiterhin Dank an meine Familie – ohne euch wäre all das ebenfalls nicht passiert. Eure Unterstützung, eure Mutmachsprüche, euer kritischer Blick und das offene Ohr für jede verrückte Idee, die ich habe. Ein besonderer Dank gilt meinem Mann, der jede Idee, jeden Umbau, jede Bastelei für mich umsetzt.

Na ja, wer sagt schon mit 16 Jahren zu den Eltern, dass man gerne mit einem Hund tiergestützt arbeiten möchte und das der Traumjob wäre, statt wie geplant Chemie zu studieren? Danke, dass ihr bis heute an mich glaubt!

Alstätte, 08.10.2020

Inhaltsverzeichnis

Abkürzungsverzeichnis

ESAAT	European Society for Animal Assisted Therapy
IAHAIO	International Association of Human-Animal Interaction Organizations
RKI	Robert-Koch Institut
TGA	Tiergestützte Aktivitäten
TGF	Tiergestützte Förderung
TGP	Tiergestützte Pädagogik
TGT	Tiergestützte Therapie
TierSchG	Tierschutzgesetz
TVT	Tierärztliche Vereinigung für Tierschutz

Einleitung

Die Studie „Hundegestützte Impulsbegegnungen bei Menschen mit demenziellen Erkrankungen" befasst sich mit Querschnittthemen der hundegestützten Arbeit mit Menschen mit Demenz. Denn im Verlauf der letzten Jahre ist die tiergestützte Arbeit immer populärer geworden, genauso wie das Krankheitsbild Demenz immer häufiger auftritt. Aus dem Zusammenspiel dieser Faktoren wird zunehmend ein breites Wirkspektrum deutlich. Menschen mit Demenz reagieren positiv auf den Einsatz eines Tieres. Durch die spezielle Erinnerungsarbeit und die tiefgehenden Gespräche werden sowohl psychologisch als auch auf der sozial-emotionalen Ebene zahlreiche Faktoren angesprochen, die sich auch nachhaltig auf das Wohlbefinden der Menschen auswirken. Wie auch Jean Paul (1763-1825) sagte, „Die Erinnerung ist das einzige Paradies, aus dem wir nicht vertrieben werden können". An diese Vorstellung knüpft die tiergestützte Arbeit an. Durch den Hund als Trigger können Erinnerungen an die Oberfläche gelangen, die für viele schon im Verborgenen lagen. Die Hunde begegnen den Menschen mit einem hohen Aufforderungscharakter, sodass sie durch deren Anwesenheit motiviert und konzentriert mitwirken können.

Wir beginnen ganz am Anfang, noch bevor Arbeitsmaterial eingeführt wird, noch bevor der erste körperliche Kontakt zum Hund aufgebaut wurde. Wir befassen uns mit den ersten paar Sekunden dieser Mensch-Tier-Begegnung. Das alles in Bezug auf eine demenzielle Erkrankung birgt noch weitere Faktoren, die in meinem Buch genau beschrieben werden. Es geht um die Wechselwirkungen der Begegnungen, um Handlungsprozesse in Bezug auf Hund und Mensch mit Demenz, aber vor allem geht es um die wertvollen Chancen und Möglichkeiten, die dieser Blickwinkel ermöglicht. Zudem wird auch über die Kompetenzen des Teams berichtet, wird definiert, welcher Voraussetzungen es bedarf. Das Thema Kommunikation und basale Stimulation im Bereich der tiergestützten Arbeit findet auch seinen Platz, losgelöst vom statischen Setting, mit dem Fokus auf die kleinen Dinge.

Um ein ganzheitliches Konzept anzubieten, werden ebenfalls Evaluationsverfahren und -methoden vorgestellt, um eine qualitativ und quantitativ hochwertige Arbeit zu präsentieren. Die Zielgruppe sind die Mensch-Tier-Teams, welche mit Menschen mit demenziellen Erkrankungen arbeiten oder zukünftig arbeiten möchten.

1. Theoretische Erklärungsansätze der Mensch-Tier-Beziehung

„Der Mensch scheint intensiv den Kontakt zu einem Lebewesen zu suchen, welches allein durch sein Dasein auf ihn beruhigend, versöhnlich wirkt." (Otterstedt, 2001, S.17) Otterstedt lässt so die bedeutenden Effekte, die aus einer Mensch-Tier-Beziehung resultieren, erkennen. Aus mehreren Forschungsarbeiten geht hervor, dass der Fokus des Zusammenspiels von Mensch und Tier auf der Beziehungsarbeit sowie dem damit verbundenen Wirkungsspektrum liegt. (Menke, Huck, Hagencord, 2018)

Beziehung bedeutet auch Begegnung und eine Mensch-Tier-Begegnung weist einen Beziehungscharakter auf, der sich positiv auf die Lebensqualität auswirkt. Dabei steht nicht das Tier als solches im Fokus, sondern der Dialog in der freien Begegnung. So werden Impulse durch Hormone und Emotionen freigesetzt, die einen heilenden Prozess ermöglichen. Heilung nicht im medizinischen Sinne von Wiederherstellung eines Gesundheitszustandes, sondern vielmehr eines umfassenden Zusammenspiels von physischen, psychischen, mentalen und sozialen Talenten. (Olbrich, Otterstedt,2003)

Zentraler Schlüsselbegriff in der Mensch-Tier-Beziehung ist das Nähe- und Distanz-Verhältnis; so sind alle Mensch-Tier-Beziehungen vom respektvollen Umgang mit den Tieren abhängig. Dieser Aspekt wird jedoch unterschiedlich realisiert. Unter dem Motto „Tiere sind die besseren Menschen" stellt sich die allgemeine Frage, welchem Geschöpf mit mehr Achtsamkeit gegenübergetreten wird, was auch zu moralischen und kulturellen Hintergrundüberlegungen führt.

Um die Mensch-Tier-Begegnungen möglichst respektvoll zu gestalten, sind TGI-Anbieter dazu aufgerufen, stetig zu beobachten und zu reflektieren. Auch die Auseinandersetzung mit der eigenen Körpersprache und der Körpersprache der Tiere ist hilfreich, um präziser bedürfnisgerechte Begegnungen zu konzipieren. (Grimm, Otterstedt,2012)

Nachfolgend werden spezifische Erklärungsansätze zur Verdeutlichung zusammengefasst.

1.1 Du-Evidenz

„Mit Du-Evidenz bezeichnet man die Tatsache, dass zwischen Menschen und höheren Tieren Beziehungen möglich sind, die denen entsprechen, die Menschen unter sich bzw. Tiere unter sich kennen." (Greiffenhagen,1991,26)

Karl Bühler bezieht sich 1992 auf den Begriff der Du-Evidenz und stellt hiermit den Bereich der zwischenmenschlichen Beziehungen auf. So sollte verdeutlicht werden, dass es den Tieren sowie den Menschen möglich ist, eine partnerschaftliche Beziehung untereinander einzugehen, die ihren eigenen entsprechen. Demnach entsteht eine solche soziale Beziehung zu einem Tier, wenn sich beide Partner als „Du" evident wahrnehmen. Es ist davon auszugehen, dass die Du-Evidenz vermehrt auf der sozioemotionalen Ebene wirkt, weniger auf der kognitiven Ebene. In diesem Kontext kann es insofern wertvoll für die Mensch-Tier-Beziehungen sein, dass sobald eine gemeinsame Basis durch ähnliche Bedürfnisse, Empfindungen und Beweggründe vorhanden ist, das Gegenüber respektvoll als „Du" wahrgenommen werden kann. So kann eine authentische Beziehung gestaltet werden. Nach Schmitz „funktioniert (sie) im Verhältnis zu Tieren –wenigstens zu für Menschen ausdrucksfähigen Tieren, im Gegensatz etwa zu Insekten – ebenso gut wie im zwischenmenschlichen Kontakt und bedarf keiner (verbal-digitalen) Sprache." (Schmitz, 1992,342)

Voraussetzung für die Entwicklung der Du-Evidenz ist die Fähigkeit, Empathie und Mitgefühl für das Gegenüber zu empfinden. (Vernooij, Schneider 2008) Evidenz führt auf den Begriff Deutlichkeit beziehungsweise vollständige, überwiegende Gewissheit zurück. (Duden, 2001, 288)

Für Greiffenhagen ist die Du-Evidenz „eine unumgängliche Voraussetzung dafür, dass Tiere therapeutisch und pädagogisch helfen können. Dabei reicht die Breite der durch die Du-Evidenz nahe gelegten Zuwendung von Betrachten und Füttern der Aquarienfische bis zu einer Partnerschaft, welche kaum noch Unterschiede zu zwischenmenschlichen Beziehungen erkennen lässt. (Greiffenhagen, 1991)

Konträr diesem Konzept gegenüber steht der Anthropomorphismus, eine Vermenschlichung der Tiere. Sie beschreibt unter anderem das Übertragen von menschlichen Emotionen auf das Tier. (Hegendusch, 2007)

„Die Anthropomorphisierung des Tieres durch den Menschen ist unmittelbarer Ausdruck der allen höher entwickelten Säugetieren eigenen Fähigkeiten zur Übertragung des eigenen Körperschemas auf Vertreter einer anderen Art, begleitet von rudimentären motorischen Nachahmungsprozessen" (Brockmann, 2002, 140)

1.2 Biophilie-Hypothese

Die Biophilie-Hyothese nach Edward O. Wilson (1984) beschreibt eine biologisch fundierte, inhärente Affinität zu allem Lebendigen, also die „Liebe zum Lebendigen". Jeder Mensch hat ein natürliches, angeborenes Interesse an Tieren.

Dennoch beschreiben Kellert und Wilson die Biophilie nicht als einen einfachen Instinkt, sondern ein umfangreiches Reglement aus Gefühlen, Verhalten, geistiger Fähigkeit und ebenfalls die spirituelle Entwicklung eines Menschen. (Vernooij, Schneider, 2008)

Die Biophilie-Hypothese setzt sich zusammen aus dem griechischen Wortelement *bio* mit der Bedeutung „das Leben betreffend"; „mit organischem Leben, mit Lebewesen in Verbindung stehend" (Duden, 2001, S. 135) und *philie* „Vorliebe, Neigung" (Duden, 2001, S.760)

Die Vielfältigkeit der Biophilie zeigt stets eine physische, emotionale und kognitive Hinwendung zum ökologischen Setting. (Hegendusch, 2007)

Demnach sagt die Biophilie-Hypothese aus, dass durch die positiven Wirkeffekte der Tiere menschliche Lebenssituationen vervollständigt oder ergänzt werden können. Die Tiere sollen den Menschen unterstützten, eine für ihn durch die Evolution bedingte Situation zu formen, die sich positiv – durch die damit verbundenen Erinnerungen – auf das Leben auswirkt. (Olbrich, Otterstedt, 2003)

1.3 Bindungstheorie

Das Konzept der Bindungstheorie geht auf John Bowlby und Mary Ainsworth zurück und beschäftigte sich ursprünglich mit den Bindungsphasen zwischen Müttern und Kindern. Hier wurde deutlich, dass es je nach den früheren sozial-emotionalen Interaktionserfahrungen unterschiedliche Bindungstypen und Bindungsmodelle gibt. (Vernooij, Schneider, 2018)

„Das Konzept der Bindungstheorie besagt, dass die frühen sozial-emotionalen Interaktionserfahrungen eine Erwartungsfolie oder ein Erwartungsmodell für künftige Beziehungen zu möglichen Vertrauenspersonen bilden. Dieses anfängliche Arbeitsmodell reichert sich im Verlauf der Entwicklung des Kindes an; bei bedeutsamen emotionalen Erfahrungen kann es sich verändern." (Rauth, 2002, 201)

Erst Beetz versucht die Übertragung auf die Mensch-Tier-Beziehung. Der Fokus liegt darauf, dass Tiere für den Menschen sowie auch umgekehrt ebenfalls als Bindungsobjekt angesehen werden. Beetz geht ebenso davon aus, dass positive Bindungserfahrungen mit Tieren als Schlüsselfaktor für die menschlichen Beziehungen übertragen werden können. (Menke et al., 2018) Demnach arbeitet er, anders als dies bei der Du-Evidenz und die Biophilie-Hypothese der Fall ist, nicht mit einer natürlichen Affinität zu Tieren, sondern vielmehr mit einer Apposition dieser Konzepte. (Vernooij, Schneider, 2018)

1.4 Oxytocin

Das Bindungshormon Oxytocin „verbessert das emphatische Empfinden eines Gegenübers über nonverbale Signale, dass es das Erleben von Nahesein und das Vertrauen auf Andere stärkt" (Olbrich in Otterstedt/Rosenberger 2009, S. 123) Diese Erklärung steht in Wechselwirkung zwischen Mensch und Tier. Das bedeutet: Nimmt ein Mensch (körperlichen) Kontakt zu einem Tier auf, erhöht sich beidseitig das Oxytocin-Level. Bedeutend ist, dass Oxytocin nicht nur bei körperlichem Kontakt durch den Menschen oder das Tier ausgeschüttet wird, sondern auch bereits bei visuellem Betrachten, daher hat dieses eine besondere Wichtigkeit in der tiergestützten Arbeit. (Stoppel, 2018)

1.5 Spiegelneuronen

„Als Spiegelneuronen werden Nervenzellen bezeichnet, die während der Beobachtung oder Stimulation eines Vorgangs die gleichen Potentiale auslösen, die entstünden, wenn der Vorgang aktiv gestaltet und durchgeführt würde." (Vernooij, Schneider, 2013)

Das System der Spiegelneuronen ist sowohl im Menschen als auch bei Tieren verankert. Nachgewiesen ist es jedoch bisher nur bei Affen. Beide Systeme haben unterschiedliche Schwerpunkte. Bei den Affen ist es ein singuläres System, für den Menschen vorrangig ein komplexes System der Hirnorganisation. Sofern die Erkenntnisse durch die Affen auf andere Säugetiere transferiert werden können, ergeben sich neue Erkenntnisse, die der Mensch-Tier-Beziehung zugeordnet werden können.

So wurde beschrieben, dass durch die Spiegelneuronen die Möglichkeit besteht, dass Tiere den Menschen spiegeln können, dieses bezieht sich auf das Verhalten und möglicherweise sogar auf die Stimmungen. Durch diesen Prozess suggeriert der Mensch, dass er vom Tier verstanden wird. Auf Basis der Spiegelneuronen wird die Beziehung zwischen Mensch und Tier intensiviert.

Durch visuelle Methodik, wie das Betrachten eines Tieres, können bereits positive Gefühle veranlasst werden. Genau das beschreibt das Konzept der Spiegelneuronen.

2. Grundlagen der tiergestützten Arbeit

Die positiven Einflüsse auf das Wohlbefinden eines Menschen durch die Tiere sind längst bekannt. „Den in der Seele und am Körper Beladenen hilft ein Gebet und ein Tier." (vgl. Greiffenhagen, 1991) Schon im 8. Jahrhundert kamen Mönche eines Klosters in York zu dieser Erkenntnis. Auch in Deutschland wurde im 19. Jahrhundert in der Anstalt Bethel mit Tieren gearbeitet, auch heute noch spielen sie in dieser Einrichtung eine zentrale Rolle.

Dennoch gibt es leider keinerlei Forschungs- und Evaluationsergebnisse dieser frühen Versuche, da sie nicht dokumentiert wurden. Boris Levinson, der auch als Begründer der Tiergestützten Therapie angesehen wird, setzte gezielt ein Tier in der Therapie ein, auch wenn dieser Einsatz zunächst eher zufällig gestaltet wurde. „Der Hund fungierte offenbar als Eisbrecher, der die Feindseligkeit und Reserviertheit der Kinder aufbrach." (Niepel, 1998, 14) Levinson setzte seinen Hund Jingles im Kontakt mit einem Jungen ein, welcher keinerlei Kontaktangebote mit der Umwelt annahm. Erst als der Junge Augenkontakt zum Hund hatte, trat er in eine Interaktion und Kommunikation mit ihm ein. (Vernooij, Schneider, 2013) Levinson dokumentierte und publizierte seine Erfahrungen. So bekam das Thema seit den 1970er Jahren zunehmend öffentliches Interesse und der neue Wissenschaftszweig der Mensch-Tier-Beziehungen entstand.

Um das ganzheitliche Konzept der tiergestützten Interventionen zu erfassen, bedarf es zunächst einer Auseinandersetzung mit den wesentlichen Themen. Im Folgenden werden die hier im deutschsprachigen Raum verwendeten Begrifflichkeiten definiert.

2.1 Allgemeine Überlegungen von tiergestützten Interventionen

Im deutschsprachigen Raum ist die Begriffsbestimmung offiziell nicht festgelegt, ebenso findet sich in der Literatur keine einheitliche Nomenklatur. Häufig wird *tiergestützte Interventionen* als Oberbegriff angewendet, darunter fallen die Begrifflichkeiten *tiergestützte Pädagogik, Therapie* und *Förderung*.

Dennoch gilt, dass es sich bei keiner dieser Formen um eine eigenständige Arbeitsmethode handelt, sondern eher um ein Zusammenspiel des Pädagogen/Therapeuten und des eingesetzten Tieres. In der Regel werden zusätzliche Aus- und Weiterbildungen als Mensch-Tier-Team absolviert. (Vernooij, Schneider, 2018)

2.2 Definitionen

Im Folgenden werden die unterschiedlichen Begrifflichkeiten definiert.

Tiergestützte Aktivitäten (TG A)

Im Rahmen der tiergestützten Aktivität können durch ein Mensch-Tier-Team erzieherische, rehabilitative und soziale Prozesse eines Menschen unterstützt werden. Die tiergestützten Aktivitäten (TG A) legen den Fokus auf die Steigerung der Lebensqualität und des allgemeinen Wohlbefindens. Das Mensch-Tier-Team bedarf keiner speziellen Ausbildung, jedoch sollten hier Qualitätsstandards durch Fort- oder Weiterbildungen eingehalten werden. Häufig wird diese Möglichkeit der tiergestützten Arbeit in Tierbesuchsdiensten angeboten. (Vernooij, Schneider, 2018)

Tiergestützte Förderung (TG F)

Der Bereich tiergestützte Förderung umfasst zwei wesentliche Begrifflichkeiten. Zuerst eine nähere Begriffsbestimmung zu *Förderung*. „Förderung meint in einem sehr allgemeinen Sinn ein unterstützendes, helfendes (pädagogisches) Einwirken auf Weiterentwicklung und Fortschritt". (Vernooij 2005) Dieses ganzheitliche Konzept ist nicht nur soziogisch relevant, denn die Wechselwirkung zwischen Fördern und Fordern umfasst ebenfalls die Kompetenzerweiterung. Durch den Einsatz der Tiere können bei den KlientInnen bislang unbekannte und nicht erlebte Fähigkeiten entdeckt werden, die eine neue, fundamentierte Beziehung ermöglichen. Die tiergestützte Förderung baut auf einem individuellen ressourcenorientierten Förderplan auf, welcher durch ein qualifiziertes Mensch-Tier-Team ausgeführt wird. Als Basis bietet der Mensch eine pädagogisch-sonderpädagogische Ausbildung (Lehrer, Erzieher, Heilerziehungspfleger, Sozialpädagogen etc.), sowie das Tier eine spezielle, für diesen Bereich qualifizierte Ausbildung.

Die Quintessenz dieser Wörter umfasst also ein tiergestütztes Setting unter Einbezug zweier speziell dafür ausgelegter Aus- und Weiterbildungen. (Vernooij, Schneider, 2018)

Tiergestützte Pädagogik (TG P)

Auch wenn sich die Begriffserklärungen der *tiergestützten Förderung* und der *tiergestützten Pädagogik* im Wesentlichen ähneln, liegt die Prävalenz laut Schwarzkopf auf der emotionalen und sozialen Intelligenz. Die *tiergestützte Pädagogik* wird ausschließlich von Fachpersonal ausgeführt. Dieses umfasst eine pädagogische Ausbildung, sowie eine Weiterbildung im Bereich tiergestützte Interventionen. Subsumiert beinhaltet die tiergestützte Pädagogik ein qualifiziertes Mensch-Tier-Team, das auf Basis einer individuellen, personenbezogenen Zielvorgabe eine Kompetenzerweiterung im Bereich der emotionalen und sozialen Fähigkeiten initiiert. (Vernooij, Schneider, 2018)

Tiergestützte Therapie (TG T)

Die Begrifflichkeit der *tiergestützten Therapie* umfasst einige Kriterien und Voraussetzungen. Das Setting der TG T ist ausschließlich therapeutischem Fachpersonal vorbehalten. Als Basis der Interventionen wird eine Situations- und Problemanalyse durchgeführt, die das Therapieziel unter Einbezug des Tieres festlegt.

Im Setting selbst wird methodisch und therapeutisch gearbeitet, die Interventionen bedürfen einer genauen Vor- und Nachbereitung. Der Verlauf wird genau strukturiert, organisiert und reflektiert.

Essenziell ist Folgendes zu sagen: Das „Ziel der tiergestützten Therapie ist die Verhaltens-, Erlebnis- und Konfliktverarbeitung zur Stärkung und Verbesserung der Lebensgestaltungskompetenz". (Vernooij, Schneider, 2018)

2.3   Qualitätsstandards ESAAT

Die ESAAT – European Society for Animal Assisted Therapy – ist ein europäischer Dachverband für tiergestützte Therapie. Der Grundstein wurde im Oktober 2004 an der Veterinärmedizinischen Universität in Wien gelegt, der Verein befasst sich mit der Erforschung und Förderung der therapeutischen, pädagogischen und salutogenetischen Wirkung der Mensch-Tier-Beziehung. Die ESAAT befasst sich im Kern mit den Aufgaben der Erforschung und Förderung der tiergestützten Therapie, sowie der Verbreitung von Wissen über die therapeutische, pädagogische und salutogenetische Wirkung der Mensch/Tier-Beziehung.

„ESAAT wurde gegründet, um die Aus- und Fortbildung auf dem Gebiet der tiergestützten Therapie einheitlicher zu gestalten und EU-weit zu vereinheitlichen." (https://www.esaat.org/ Absatz 1)

2.4 Rahmenbedienungen

Um das tiergestützte Setting zu einem ganzheitlichen Konzept zu formen, bedarf es einiger Grundvoraussetzungen des Tieres und des Halters, sowie der beteiligten Personen. Generell darf niemals das Wohl des Tieres oder des Menschen gefährdet sein. Tiergestütztes Arbeiten sollte immer bedürfnisorientiert und beidseitig erwünscht sein und in positiver Wechselwirkung stehen. (Vernooij, Schneider, 2018)

2.4.1 Voraussetzungen beim Tier

Unterdessen sollte das Tier, mit dem tiergestützt gearbeitet wird, einige Grundlagen mitbringen. Spezielle Erziehungs, Bindungs- und Charaktereigenschaften könnten wie folgt definiert werden

Aufmerksamkeit und Orientierung

„Nur wenn das Tier, mit dem wir arbeiten wollen gelernt hat, einen Teil seiner Aufmerksamkeit bei uns zu halten (und sich an uns zu orientieren), können wir sicherstellen, dass wir jederzeit Einfluss auf das Verhalten des Tieres nehmen können. Dies ist Grundvoraussetzung für die freie und gelenkte Interaktion zwischen Mensch und Tier." (Rauschenfels, 2005, 2) Um das in der Praxis umzusetzen, ist eine vertrauensvolle und fundierte Bindung zwischen Tier und Mensch unabdingbar. Ein Tier wird sich stetig rückversichern, gerade in Stresssituationen. Das Tier kann nur dann mit Aufmerksamkeit und Orientierung dienen, wenn der Mensch über diese Ressourcen verfügt und beispielsweise in Stresssituationen Ruhe bewahrt und die Situation umlenken kann. Hier ist wie bei vielen anderen Aspekten der Fokus auf das Wissen der Kommunikationssignale gelegt. Daher sollte die Bindung zum Tier ein zentraler Punkt in der Vorbereitung der tiergestützten Interventionen sein. Denn, „[d]as Verhalten eines Tieres ist immer so gut wie das Verhalten des Besitzers an seiner Seite. Der geübte Tierhalter kennt das Wesen, die körperliche und seelische Belastbarkeit seines Tieres genau. Er weiß sein Tier zu motivieren und z.B. bei einem Tierbesuch dem Betroffenen Hilfestellungen zu geben, auf welche individuelle Art und Weise das Tier besonders gerne in Kontakt mit Menschen tritt." (Otterstedt,2001,119)

Verlässlichkeit/ Zuverlässigkeit

Um den tiergestützten Interventionen eine möglichst hohe Effektivität zu ermöglichen, ist es nötig, dass das Tier in ähnlichen oder wiederholenden Situationen ein gleichbleibendes Verhalten zeigt. Das kann beispielsweise durch

Rituale in tiergestützten Interventionen trainiert werden. So erlangt man eine gewisse Art von Struktur, die dem Hund und den Teilnehmern helfen kann.

Einschätzbarkeit und Vorhersagbarkeit

Unter diesem Aspekt ist gemeint, dass der Tierhalter das Verhalten des Tieres in unterschiedlichsten aber auch bedrohlichen oder negativen Situationen bedingt einschätzen kann. Wie würde der Hund sich beispielsweise in Stresssituationen verhalten? Der Tierhalter soll benennen, mit wie hoher Wahrscheinlichkeit das Tier ein bestimmtes Verhalten zeigt. Dadurch wird erneut deutlich, wie wichtig Bindung und Kommunikationssignale sind. Obwohl Verlässlichkeit und Vorhersagbarkeit ein miteinander verbundenes Konzept beschreiben, kann die Vorhersagbarkeit durch gezieltes Training verbessert werden, um so das Tier in einzelnen Situationen einschätzen zu können.

Signalsicherheit, Regelsicherheit und Kontrolle

Um ein Tier auch in negativen entstanden Situation zu lenken, ist es von Nöten, Signale und Regeln zu trainieren. Damit kann der Tierführer/die Tierführerin das Tier bei unerwünschtem Verhalten abhalten und umlenken. Ebenso ist es gerade im Kontakt mit teilweise hilfebedürftigen Menschen wichtig, dass das Tier in jeder Situation kontrolliert werden kann. Um bei diesem Thema dem Tier auch den nötigen Respekt zu erweisen, ist hier ebenfalls eine fundamentierte Bindung wichtig.

Physische und charakterliche Eignung

Auch die Wahl des Tieres bedarf einiger Überlegungen. Das Tier soll den KlientInnen/PatientInnen/Teilnehmenden helfen, ein durch den Durchführenden erteiltes Ziel zu erreichen. Es gibt einige Aspekte, die bei der Wahl des Tieres hilfreich sein könnten:

- die Größe des Tieres,
- sein äußeres Erscheinungsbild,
- sein Temperament,
- sein Wesen,
- seine Belastbarkeit,
- die Tierart,
- die Rasse,
- die Vorlieben des Empfängers.

Grundvoraussetzung ist es dennoch, dass sich das Tier wohlfühlt, denn nur dann ist eine freie, ungezwungene Mensch-Tier-Begegnung möglich.

Sympathie- und Vertrauensbildungsfähigkeit

Die Basis bildet hier die Tatsache, dass sich die KlientInnen/PatientInnen/Teilnehmenden in der tiergestützten Interventionen wohlfühlen und das eingesetzte Tier ihren Wünschen und Vorstellungen entspricht, denn nur dann können die Fähigkeiten von Vertrauen und Sympathie entfaltet werden.

Dazu ist zu sagen, dass vor allem eine positive Mensch-Tier-Bindung fundamental für den Einsatz ist. Denn nur ein Team, das in gegenseitigem Vertrauen und Interesse handelt, kann die positive Effektivität des tiergestützten Einsatzes nutzen. Essenziell ist dieser Gedanke auch für das Stressmanagement für das Mensch-Tier-Team. Nur ein Tier, das die Gewissheit und das Vertrauen in seinen Besitzer hat, wird sich in Stresssituationen an diesem orientieren, sodass die Situation im Einvernehmen gehandhabt werden kann. (Vernooij, Schneider, 2018)

2.4.2. Bedingungen für das Wohlergehen der Tiere

„Soll eine Partnerschaft zwischen Mensch und Tier gelingen, benötigt der Mensch das Bewusstsein der Verantwortung für das Tier, Toleranz gegenüber seinem artspezifischen Verhalten (und seinen artspezifischen Bedürfnissen), vor allem aber Interesse und Freude am Leben mit einem Tier" (Otterstedt, 2001,123)

Um im Sinne aller zu handeln, ist eine Auseinandersetzung der tierspezifischen Bedürfnisse unabdingbar. Vernooij und Schneider beschreiben folgende Aspekte im Umgang mit Tieren in tiergestützten Interventionen als verpflichtend:

- artgerechte Haltung, Pflege und Ernährung,
- regelmäßige veterinärmedizinische Kontrolle,
- Möglichkeiten des Rückzugs für das Tier in spezifisch dafür eingerichteten/vorhandenen Zonen,
- ausreichende Erholungs- und Entspannungsphasen,
- einen Ausgleich zu den tiergestützten Einheiten mit Menschen, zum Beispiel in Form von Spiel, Auslauf, „Wunschaktivitäten",
- regelmäßiger Kontakt zu Artgenossen,

- eine stabile Bezugs- und Vertrauensperson, welche die Hauptverantwortung für das Tier übernimmt,
- eine gewisse Regelmäßigkeit des Tagesablaufs,
- die Möglichkeit freien Auslaufs. (vgl. Greiffenhagen 1991)

Der wohl wichtigste präventive Fokus sollte auf dem Vermeiden der Instrumentalisierung der Tiere liegen, auch der Aspekt der Anthropomorphisierung sollte beachtet werden. Das Tier muss vor allem in Bezug auf die Instrumentalisierung geschützt werden. Zuletzt sollte der Einsatz des Tieres auch je nach Tagesform, sowie weiteren äußeren Störfaktoren geplant werden.

2.4.3 Voraussetzungen beim Anbietenden

Wesentlich für den Einbezug des Tieres in die Arbeit ist eine tiefgehende Auseinandersetzung mit dem Themengebiet der tiergestützten Arbeit. Der Anbietende sollte eine Fort- oder Ausbildung absolviert haben. Wichtige Elemente sind tierspezifische Kenntnisse, körpersprachliche Signale und das Hygiene- und Risikomanagement. „Das bedeutet, dass sie (die verantwortlichen Menschen) über die gesamte Besuchszeit hinweg das Geschehen hoch konzentriert beobachten müssen, um eventuell brenzligen Situationen zuvorzukommen. Sie müssen die Lage unter Kontrolle halten, was eine genaue Kenntnis des eigenen Hundes (bzw. Tieres) voraussetzt. (Niepel, 1998, 115/Vernooij, Schneider, 2018) Ferner spielt auch hier die Bindung zum Tier eine große Rolle, eine authentische Beziehung ist eine Grundvoraussetzung. Auch sollte der Anbietende selbst physisch und psychisch in der Lage sein, mit den Empfängern, die teilweise selbst in einer kritischen Lebenslage sind, umzugehen. Geduld, Empathie und eine positive Einstellung sind hilfreich in der tiergestützten Arbeit.

Je nach Ausmaß des Einsatzes richten sich demnach auch die Fachkenntnisse und erforderlichen Unterlagen. Sobald das Tier gewerbsmäßig eingesetzt werden soll, ist eine §11-Erlaubnis des zuständigen Veterinäramtes unumgänglich. Zudem sollte der Anbietende über die Kompetenz der Selbstreflexion verfügen. (Vernooij, Schneider, 2018)

2.4.3. Voraussetzungen beim Empfänger/bei der Empfängerin

Im Vorfeld sollte das Klientel genau ausgewählt werden, auch hier sollten einige Grundvoraussetzung vorhanden sein. Maßgebend ist auch der Faktor, ob der Mensch zum Mensch-Tier-Team passt, dieses sollte immer vor Beginn der Interventionen abgeklärt werden. EmpfängerInnen sollten über eine positive Affinität zum Tier verfügen, denn nur dann kann eine Bindung aufgebaut werden, was zum positiven Einfluss des Tieres beiträgt. Um diese Faktoren zu erfassen, ist eine übersichtliche Biografiearbeit unumgänglich. Gerade bei älteren Menschen zeigt sich immer wieder eine Verbindung zu früheren Haus- und Hoftieren. (Vernooij, Schneider, 2018)

Grundlegend ist vorab eine (Tierhaar-)Allergieabfrage, sowie die Abklärung, ob es Phobien gegenüber einer bestimmten Tierart gibt. Folgend werden stichpunktartig mögliche Problematiken im Empfänger-Tier-Kontakt erläutert.

- Bei schwerst-mehrfach behinderten Menschen ist vorrangig die Beobachtung der Gestik und Mimik zu beachten, denn so können Sorgen und Ängste identifiziert werden. Auch die durch körperbedingte Veränderungen wie Spastiken und unkontrollierte Bewegungen vorhandenen Verletzungsrisiken müssen beachtet werden.

- In Gruppensettings im Elementar-Bereich ist unbedingt darauf zu achten, dass keine Rivalität oder Konkurrenz durch das Tier entsteht. Der Tierführer/die Tierführerin muss diesem bei Bedarf entgegen lenken. Auch unrealistische Erwartungshaltungen an das Tier können zu Problemen führen. Hier ist eine verbale Auseinandersetzung von Nöten, bei der unter anderem die Bedürfnisse des Tieres kommuniziert werden könnten.

2.4.4. Voraussetzungen bei Mitbeteiligten

Um das ganzheitliche Konzept rund abzuschließen, sollten alle Beleidigten, wie Kollegen, informiert werden. Im Idealfall wird das Vorhaben von allen befürwortet, es ist sinnvoll, ein gemeinsames Gespräch zu suchen, um eine Einführung in das Konzept zu geben. Ebenso sollte über Möglichkeiten und Grenzen gesprochen werden. Wie sollte sich bei Anwesenheit des Tieres verhalten werden? In einigen Einrichtungen können auch schriftliche Mitarbeiterbelehrungen sinnvoll sein. (Vernooij, Schneider, 2018)

2.5 Richtlinien und Hygienemanagement

Der Hygieneaspekt wird seit Langem intensiv diskutiert, somit zeigen sich hier die häufigsten Bedenken gegen den Einsatz eines Tieres. Einrichtungen und Träger hegen Einwände bezüglich des Infektionsrisikos, Verschmutzungen von persönlichen Gegenständen, des Unfall- und Angriffsrisikos, Allergien und haftungsrechtlicher Gründe. Bei einem professionellen Einsatz des Tieres können alle diese Risikofaktoren auf ein Minimum reduziert werden. Das Mensch-Tier-

Team sollte einen Hygieneplan erstellen, in dem alle diese Punkte detailliert aufgeführt und mit den jeweiligen Präventionsmaßnahmen beschrieben werden. Die aktuellen Richtlinien je nach Bundesland und den Tierschutzbestimmungen sind hier einzuhalten.

Ebenfalls sollte die Basishygiene eingehalten werden, hierzu zählt die Handhygiene nach dem Tierkontakt, tierärztliche Prophylaxe, Zoonosenprophylaxe, Gesundheitsmanagement und -vorsorge. Demnach heißt das für die direkte Gesundheitsprävention:

- eine vollständige Impfung gemäß aktuellem ortsbezogenem Impfkalender,
- zeitnahes Entfernen von Ektoparasiten wie Flöhen, Zecken, Läusen und Milben,
- Tierarztbesuch bei Krankheitsanzeichen,
- regelmäßige Maßnahmen zur Entfernung von Endoparasiten (z.B. Würmer),
- artgerechte Haltung mit ausreichend Auslauf und Frischluft sowie
- regelmäßige Reinigung des Aufenthaltsbereichs des Tieres.

(vgl. Robert Koch Institut 2003, 18f./ Vernooij, Schneider, 2018)

Nach dem Tierkontakt sollten sich die Hände gewaschen werden, Immungeschwächte Menschen sollten sich die Hände desinfizieren. Beim Einsatz im Bett sollte eine separate Unterlage verwendet werden. (Vernooij, Schneider, 2018)

Der Aspekt des Unfall- und Angriffsrisikos kommt nach Einschätzung des Robert-Koch-Instituts nur selten vor. Hier ist die fachgerechte Ausbildung von Hund und Halter ausschlaggebend. (Vernooij, Schneider, 2018)

Dennoch ist laut den TVT-Richtlinien ein Abschluss einer Haftpflichtversicherung empfehlenswert. Ebenso sollte vor Beginn eine Allergieabfrage stattfinden. (file:///C:/Users/Denise/Downloads/TVT-MB_131.4__Hunde_im_soz._Einsatz_Juni_2018.pdf)

2.6 Grenzen und Hinweise für die hundegestützte Arbeit

Um die tiergestützte Arbeit auch unter dem Aspekt des Tierschutzes zu beachten, sind auch hier professionelle Aus- und Weiterbildungen unabdingbar. Die tiefgreifende Auseinandersetzung mit dem Thema soll Mensch und Tier vor Missständen wahren. Bereits vor Beginn sind Aspekte, welche die Wahl des Tieres beeinflussen, und Konzeptentwicklung zu beachten. Dem Tierführer/der Tierführerin sollte bereits vorher klar sein, in welchem Bereich er/sie tiergestützt arbeiten möchte, um eventuelle Vor- und Nachteile der Tierart abzuwägen.

Auch sollte das Zeitmanagement beachtet werden. Nach den TVT-Merkblättern sowie Veröffentlichungen der Akademie für Tierschutz gelten Empfehlungen für die Einsatzzeiten von Hunden. Leider gibt es keine verbindlichen Regelungen. Sie geben jedoch vor, dass Hunde maximal 2–3 mal pro Woche für einen Zeitraum von bis zu vier Stunden eingesetzt werden können. (Stroppel, 2018)

Die TVT-Richtlinien haben das Ziel, „die Belastungen von Tieren bei der Nutzung im sozialen Einsatz zu minimieren. Hierfür sind Spezialkenntnisse über die entsprechende Tierart, ihr Verhalten sowie geeignete Haltungsbedienungen unerlässlich, um eine angemessene Qualität der Nutzung der Tiere unter Tierschutzaspekten sicher zu stellen." (TVT-Merkblatt Nr. 131) Nur unter qualitativen und quantitativen Ausbildungsstandards kann eine professionelle Handhabung stattfinden. Grundlegend dafür ist eine qualifizierte Institution, eine fundierte Mensch-Tier-Beziehung und eine intensive Auseinandersetzung mit dem Stress- und Hygienemanagement durch den Tierführer/die Tierführerin. (Stroppel, 2018)

3. Hunde in der tiergestützten Arbeit

„Die [...] lange gemeinsame Evolution von Hund und Mensch hat zu einem im Tierreich einzigartigen Vermögen der Hunde geführt, menschliche Gestik und Mimik erfassen, deuten und in das eigene Handeln einfließen lassen zu können. Keinem anderen Haus- und Heimtier ist es bis jetzt gelungen, zu so vielen verschiedenen Lebensbereichen des Menschen Zugang zu finden." (Prothmann, 2007, S.21)

Durch dieses und auch viele weitere Erkenntnisse wird deutlich, dass der Hund für den Menschen eine besondere Bindungsfähigkeit hat. Die Möglichkeit der nonverbalen-analogen Kommunikation wird im Umgang mit dem Hund fokussiert. In der tiergestützten Arbeit wird umfangreich über die positiven Eigenschaften eines Hundes diskutiert. Nicht nur durch die fortschrittliche Evolution, sondern auch durch die Attribute eines Hundes kann so der Transfer auf die Arbeit gelingen. Als Attribute werden immer wieder die Qualitäten und Eigenschaften eines Hundes beschrieben, die sich durch eine ähnliche Bedürfnislage und soziale Eigenschaften spiegeln.

Die natürlichen Fähigkeiten eines Hundes, eine wortlose, emotionale Beziehung zum Menschen aufzubauen, ist wahrscheinlich der effektivste Faktor in den tiergestützten Interventionen. Aber es zählen nicht nur die positiven Eigenschaften des Hundes, wobei auch nicht jeder Hund über jedes Attribut verfügt, sondern vielmehr das Zusammenspiel mit dem Hundeführer/der Hundeführerin beziehungsweise mit der durchführenden Person im tiergestützten Einsatz.

Mittlerweile gibt es zahlreiche Arbeitsfelder und Einsatzgebiete für Hunde.

Dazu zählen u.a. auch Servicehunde, wie Blindenführ-, Epilepsie -und Signalhunde, denen eine bestimmte Aufgabe zugeteilt ist. Eine weitere Kategorie umfasst die Therapie- und Sozialhunde. Diese sollen in begleitender und unterstützender Funktion in therapeutische und pädagogische Prozesse eingebunden werden. (Vernooij, Schneider, 2018)

3.1 Wirkungsspektrum der tiergestützten Arbeit

Wie bereits in den vorherigen Kapiteln beschrieben, handelt es sich um ein ganzheitliches Konzept. Das spiegelt sich ebenfalls auf der Wirkungsebene wider. In der tiergestützten Arbeit wird häufig vom Konzept des *ganzheitlichen Lernens* gesprochen, sodass die KlientInnen umfassend gefördert und gefordert werden. (Vernooij, Schneider, 2018)

3.1.1 Physiologische Wirkeffekte

Im biologisch-physischen Bereich beziehen sich die Wirkeffekte nach Katcher, Friedmann und Baun auf das kardiovaskuläre System eines Menschen. Es zeigten sich im Zusammenhang mit Tieren blutdrucksenkende Wirkungen, Kreislaufstabilisierungen und eine Stressreduktion über die Regulierung der Nebennierenfunktion.

Katcher betont zudem eine allgemeine Gesundheitsfunktion durch Tiere. Effektiv zeigte sich das durch eine Einsamkeitsreduzierung, durch das Gefühl des „Gebrauchtwerdens", den Beziehungsaufbau- und Erhalt, sowie durch Mobilitätssteigerungen. Der Mensch bekommt einen neuen Partner. Neue Beziehungen, Aufgaben und Erfahrungen werden geknüpft.

Durch den körperlichen Kontakt zu Tieren werden muskelentspannende Wirkungen verzeichnet, dadurch werden biochemische Veränderungen gefördert. Botenstoffe wie z.B. Oxytocin, Dopamin und Endorphine werden aktiviert und abgegeben, diese sind sowohl für die Schmerzverringerung, als auch zur Beruhigung nützlich. (Vernooij, Schneider, 2018)

3.1.2 Sozial-emotionale Wirkeffekte

Auf der sozial-emotionalen Ebene sind die Effekte nur bedingt messbar. Generell werden immer wieder Faktoren wie die als sozialer Katalysator, Übertragungsfunktionen, Brückenfunktionen und die Funktion zur Überwindung von Einsamkeit und Isolation genannt. (Vernooij, Schneider, 2018) Die Tierkontakte regen häufig die geistige Ebene an, denn um die Beziehung zu gestalten, wird Gelerntes wie der Name und die Haltung verinnerlicht. Das führt nicht selten dazu, dass intensive Gespräche stattfinden, denn viele Eigenschaften eines Tieres lassen sich auf andere Menschen übertragen. Durch den sogenannten Aschenputtel-Effekt gehen die Tiere völlig wertfrei und ohne Vorurteile in die Situation. Das vermittelt den Menschen ein Gefühl von Akzeptanz, Zuwendung und Bestätigung. (Vernooij, Schneider, 2018)

Ebenfalls werden das Selbstwertgefühl, Selbstbild und Selbstbewusstsein nachhaltig positiv beeinflusst. All dies führt zu einer Stimmungsverbesserung, was wiederum dem Faktor des allgemeinen Wohlbefindens zuträglich ist. In Verbindung aller dieser Wirkfaktoren werden die Emotionen wie Freude und Humor angeregt. (Vernooij, Schneider, 2018)

3.1.3 Kognitive Wirkeffekte

Auch im Bereich Kognition und Sprache werden Wirkeffekte beobachtet. Hendy und Limond berichten von einem gesteigerten Interesse an der Umwelt und einer erhöhten Aufmerksamkeitsbereitschaft. Weitere Untersuchungs- und Beobachtungsergebnisse zeigen, dass die verbale Kommunikationsfähigkeit durch eine erhöhte Interaktionsbereitschaft durch Kontaktversuche und Kontaktaufnahmen positiv beeinflusst werden. (Vernooij, Schneider, 2018)

In den folgenden Abbildungen sind zusammenfassend die Bereiche bildlich dargestellt. Jedoch ist zu sagen, dass es ebenfalls Wechselwirkungen zwischen den jeweiligen Bereichen gibt. Es kann also umfassend gefördert und gefordert werden.

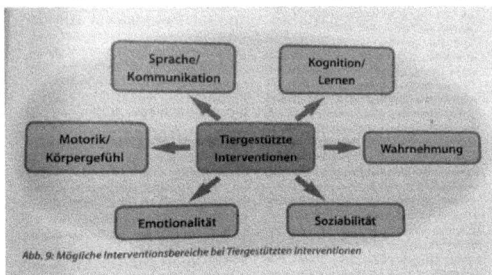

Abb. 9: Mögliche Interventionsbereiche bei Tiergestützten Interventionen

Abbildung 1: Mögliche Interventionsbereiche der tiergestützten Interventionen.
Quelle: Quelle Vernooij, Schneider, 2018, Seite 79

3.1.4. Formen der tiergestützten Interventionen

In den tiergestützten Interventionen werden verschiedene Formen verzeichnet. Der Unterschied zeigt sich hier bei den entstehenden Interaktionsformen auf der Ebene der Situationsorganisation und auf der Ebene der angenommenen Funktion des Tieres. Nicht auszuschließen ist eine Integration beider Formen oder eine Vermischung der Formen.

Die drei Organisationsformen stellen sich wie folgt dar →

- die freie Interaktion
- die gelenkte Interaktion
- die ritualisierte Interaktion

Bei der freien Interaktion findet die Begegnung zwischen Mensch und Tier ohne Anweisungen oder Lenkungen des Tierführers/der Tierführerin statt. Ziel ist es, dass die Interaktion so wenig wie möglich beeinflusst wird. Diese Form lädt zum Beobachten des Tieres ein, sucht es selbständig den Kontakt oder ist es reservierter dem Erstkontakt gegenüber. Diese Form stellt eine bewusste Art zu agieren dar, ebenfalls aber auch eine unbewusste Einflussnahme. (Vernooij, Schneider, 2018)

Charakteristisch für die gelenkte Interaktion ist eine bewusste, mehr oder weniger geplante Zielformulierung zwischen dem Menschen und dem Tier. Der Rahmen weist nur begrenze Möglichkeiten aus, sodass weder Tier noch Mensch großräumig freie Entscheidungen treffen können. Durch den Tierführer/die Tierführerin wird das Setting präzise gelenkt und umfasst fokussierte Einwirkungsbereiche. (Vernooij, Schneider, 2018)

Die ritualisierte Interaktion befasst sich mit Regeln in einem Verhaltens- und Situationsablauf. Die Rituale in der tiergestützten Arbeit sind meist instinktgesteuert., wohingegen Rituale beim Menschen kulturell bedingt sind. Bei der tiergestützten Arbeit meint dieses einen für den Menschen und für das Tier eingeübten, gleichbleibenden Ablauf. Das kann unter anderem ein wiederkehrendes Einstiegs- oder Abschiedsritual sein. (Vernooij, Schneider, 2018)

Nicht nur die Organisationsformen, sondern auch die auch Situationsform sollte hier betrachtet werden. Denn je nach Tierart kann dieses eine unterschiedliche Funktion haben. Als wesentliche Funktionen können genannt werden: Das Tier als

- Übergangsobjekt
- Motivationsobjekt
- Identifikationsobjekt
- Projektionsobjekt
- Situations-/ Sozialkatalysator

Zum Übergangsobjekt ist festzuhalten, dass das Tier zur Kontaktaufnahme und Beziehungsarbeit eingesetzt wird. Wichtig ist festzuhalten, dass nach gelungener Beziehungsarbeit das Tier nicht auf dem Setting entfernt werden muss, sondern lediglich eine neue Rolle einnehmen kann. Die Funktion als Motivationsobjekt ist charakteristisch für die tiergestützte Arbeit, denn in den meisten Fällen dient das Tier als Motivator. Als Katalysator wird das Tier nur passiv integriert, das bedeutet, das Tier ist lediglich anwesend.

Zuletzt dient das Tier als Identifikationsobjekt oder Projektionsobjekt, um unbewusste Regungen und Gefühle loszulösen. (Vernooij, Schneider, 2018)

3.1.5 Methodische Ansätze der tiergestützten Interventionen

Im Rahmen der tiergestützten Interventionen sind literarisch die fünf Grundmethoden von Carola Otterstedt immer wieder aufzufinden.

Diese sollen dafür dienen, den Teilnehmern der tiergestützten Interventionen ein personen- und ressourcenorientiertes Angebot zu planen.

„So gilt es herauszufinden, welche Mensch-Tier-Erfahrungen der Klient aufgrund seiner Sozial- und Kulturstruktur besitzt, welche physischen, psychischen und mentalen Talente, welchem Wesensmuster der Tierart, mehr noch dem einzelnen Tierindividuum entsprechen." (Carola Otterstedt, 2007)

Zudem ist festzuhalten, dass die Methoden in der Praxis teilweise ineinander verlaufen können beziehungsweise nur schwer voneinander getrennt werden können.

Die Methode der freien Begegnungen

„Die freie Begegnung meint die selbstbestimmte Begegnung zwischen Mensch und Tier." (Carola Otterstedt, 2007) Wenn man von der reinsten Form dieser Methode ausgeht, ist dieses nur in der Natur zu finden. Wesentlich für diese Methode ist, dass der Kontakt völlig frei, sowohl vom Menschen als auch vom Tier gestaltet wird. Durch die Rahmenbedingungen eines tiergestützten Einsatzes wird diese Methode nur selten genutzt, was bedauerlich ist, da der Kontakt viel emotionaler erlebt werden könnte. Die Methode kann grundsätzlich mit allen Tierarten stattfinden.

In der tiergestützten Praxis kann diese Methode mit der Hortmethode und (domestizierten) Tieren umgesetzt werden. So kann das Tier den Kontakt zum Menschen selbst gestalten. (Otterstedt, 2017)

Die Hort-Methode

Charakteristisch für die Hort-Methode ist eine Begegnung auf begrenztem Raum, zum Beispiel ein Therapiezimmer oder ein Gehege. Primär für diese Methode ist, dass sowohl Mensch als auch Tier einen klar definierten Rückzugsort haben. Durch den abgegrenzten Raum wird das Tier oder die Tiere überschaubar gehalten und ermöglicht so eine konzentrierte Wahrnehmung. Somit steht die Hort-Methode der Methode der freien Begegnung am nächsten. Durch den authentischen Kontakt zweierlei Wesen profitiert sie von dessen Nachhaltigkeit. Der Tierführer/die

Tierführerin sollte bei dieser Methode professionell geschult sein, da er eine große Verantwortung trägt. Sowohl Mensch als auch Tier müssen stetig beobachtet werden, um Missverständnisse oder Übergriffe zu vermeiden, beziehungsweise dort sofort intervenieren zu können. (Otterstedt, 2017)

Die Brücken-Methode

Die Brücken-Methode meint eine Hilfestellung zur Verringerung von Distanz durch einen Gegenstand. Sie dient als Annäherung, so soll also mit Hilfe eines Gegenstandes die Distanz zwischen Mensch und Tier überwunden werden. Dieses kann eingesetzt werden, wenn direkter (Körper-)kontakt auf emotionalen oder körperlichen Gründen nicht möglich oder nicht gewünscht ist. Als Brücke kann zum Beispiel eine Leine, eine Bürste oder ein Löffel zur Gabe von Leckerlis dienen. Der Aktionsradius ist aufgrund des Brückenelements stark begrenzt. Diese Methode wird häufig in der tiergestützten Arbeit eingesetzt. Auch hier sollten TierführerInnen präzise beobachten, um Verletzungen mit dem Objekt zu vermeiden. (Otterstedt, 2017)

Die Präsenzmethode

Bei der Präsenzmethode wird das Tier, wie der Name schon sagt, in einem stark begrenzen Raum präsentiert. Klassisch zählt dazu das Auf-den-Schoß-Setzen. Häufig wird diese Methode bei Kleintieren, aber auch mit Hunden angewendet. So erhält der Mensch einen direkten Kontakt zum Tier, um es beispielsweise zu streicheln. Negativ ist hier, dass Tier und Mensch stark in ihrer Rückzugsmöglichkeit eingeschränkt werden. Der Fokus sollte daher beim Tierführer/bei der Tierführerin liegen, um die richtige Tierart und auch charakteristisch das richtige Tier für diesen engen Kontakt zu wählen. Sobald Stress- oder Rückzugsignale deutlich werden, muss der Kontakt sofort abgebrochen werden. Generell sollte diese Methode zunächst kritisch betrachtet werden, denn auch aufgrund des visuellen Radius kann es zu Fehleinschätzungen von Bewegung und Distanz kommen. In Bezug auf Kleintiere sollte von dieser Methode abgesehen werden.

Im Rahmen von tiergestützter Arbeit mit bettlägerigen Menschen kann dieses jedoch unter Einhaltung der hygienischen und stresspräventativen Aspekte eine Bereicherung für den Alltag sein. (Otterstedt, 2017)

Die Methode der Integration

Unter Anwendung dieser Methode werden Freiräume und Rückzugsmöglichkeiten am tiefgreifendsten eingeschränkt. Das Tier soll hier in ein bereits vorhandenes Setting als Hilfsmittel integriert werden. Am bekanntesten ist hier die Hippotherapie. Für das Einsatzfeld wird ein klar definierter Rahmen bestimmt. Unter Anbetracht dieser Aspekte ist eine gute Mensch-Tier Bindung unabdingbar, um eine Instrumentalisierung zu vermeiden. (Otterstedt, 2017)

4. Menschen mit demenziellen Erkrankungen

Eine eigenständige Lebensführung ist geprägt von Selbstbestimmung, Rationalität und Selbstkontrolle. Kulturell bedingt wird ein Mensch durch seine geistigen und sozialen Fähigkeiten, Individualität und Autonomie gemessen. Diese Eigenschaften spiegeln sich im sozialen Ansehen, Achtung und Wertschätzung wider. Bei einer demenziellen Erkrankung machen diese Aspekte Angst und werden teilweise sogar als existenzielle Bedrohung wahrgenommen. (Diekämper, 2017)

4.1 Definitionen

„Was bleibt-

Vergessen, Verwirrung, Veränderung,

Was bleibt ist ein Mensch! Angst, Aggression, Anstrengung,

Was bleibt ist ein Mensch!

Unsicherheit, Hilflosigkeit, Herausforderung.

Was bleibt ist ein Mensch!

Mit Sehnsucht und Liebe, Freude und Leid, Bedürfnissen nach Zuwendung und

Geborgenheit.

Was bleibt ist ein Mensch. Immer!"

Mathilde Trepper

Ein genaueres Bild erschließt sich, wenn man die Schlüsselbegriffe darlegt. Das Wort Demenz (von lat. *De mens*) bedeutet *ohne Geist, der Geist ist weg* oder *der Geist ist verloren*. Unterschieden wird zwischen den jeweiligen Demenzformen, die im ICD-10 genauer beschrieben werden. Die Demenz ist also ein Hyperonym für eine Funktions- und Leistungseinschränkung des Gehirns aufgrund einer organischen Veränderung. Deutlich wird ebenfalls, dass die Demenz keine eigenständige Krankheit ist, sondern immer in Folge einer Erkrankung auftritt. (Diekämper, 2017)

4.2 ICD-Diagnose

Die Demenz wird als organische, einschließlich symptomatischer psychischer Störungen bezeichnet. „**Demenz (F00-F03)**" ist ein Syndrom als Folge einer meist chronischen oder fortschreitenden Krankheit des Gehirns mit Störung vieler höherer kortikaler Funktionen, einschließlich Gedächtnis, Denken, Orientierung, Auffassung, Rechnen, Lernfähigkeit, Sprache und Urteilsvermögen. Das Bewusstsein ist nicht getrübt. Die kognitiven Beeinträchtigungen werden gewöhnlich von Veränderungen der emotionalen Kontrolle, des Sozialverhaltens oder der Motivation begleitet, gelegentlich treten diese auch eher auf. Dieses Syndrom kommt bei Alzheimer-Krankheit, bei zerebrovaskulären Störungen und bei anderen Zustandsbildern vor, die primär oder sekundär das Gehirn betreffen. Soll eine zugrunde liegende

Krankheit angegeben werden, ist eine zusätzliche Schlüsselnummer zu benutzen." (http://demenz.info/demenz-im-icd-10)

Subsumiert bedeutet dies, dass bei einer Demenz eine Einschränkung im Bereich Denken und Handeln im Vordergrund stehen. Des Weiteren können die Aufmerksamkeit und die visuelle Wahrnehmung gemindert werden. Durch die Erkrankung können ebenfalls motorische Fähigkeiten beeinträchtigt werden. (Diekämper, 2017)

4.3 Klassifikationen

Demenzformen, die im ICD-10 aufgeführt werden:

- Demenz bei Alzheimer-Krankheit
- vaskuläre Demenz
- Multiinfarkt-Demenz
- subkortikal vaskuläre Demenz
- Demenz bei Pick-Krankheit
- Demenz bei Creutzfeld-Jakob-Krankheit
- Demenz bei Chorea Huntington
- Demenz bei primärem Parkinson-Syndrom
- Demenz bei HIV-Krankheit

Demenz bei anderorts klassifizierten Krankheitsbildern

- Epilepsie
- hepatolentikuläre Degeneration
- Hyperkalziämie
- Hypertheyreose, erworben
- Intoxikationen
- Multiple Sklerose
- Neurosyphilis
- Niazin-Mangel (Pellagra)
- Panarteriitis nodosa
- systemischer Lupus erythematodes
- Trypanosomiasis
- Vitamin B-12 Mangel
- zerebrale Lipidstoffwechselstörung (Diekämper, 2017)

4.4 Symptomatik und Diagnostik

Die Symptome der Demenz sind sehr vielseitig und zeigen sich auf verschiedenen Ebenen. Betroffen sind meist die Kompetenzen des Lernens, Erkennens, der Sprache, des Urteilens und Denkens, Erinnerungs- und Handlungsvermögens, sowie der Aufmerksamkeit und der motorischen Steuerung. Folgend werden die einzelnen Ebenen genauer definiert.

Lernen

Häufig zeigen sich Lern- und Merkstörungen (anterograde Amnesie), was sich durch eine Desorientiertheit im Bereich Ort und Zeit widerspiegelt. Ebenso sind die eigene Handlungsfähigkeit sowie die Einschätzung zur Lebenssituation beeinträchtigt.

Erkennen

Hier wird häufig eine Agnosie beobachtet, was sich durch ein mangelhaftes Erkennen von Umweltreizen zeigt.

Sprache

Mitunter am häufigsten wird die Einschränkung der Sprache verzeichnet. Dieses geht einher mit dem Verlust der Sprachfähigkeit und des Sprachverständnisses (Aphasie).

Denken und Urteilen

Es geht um die eingeschränkte Einsichtsfähigkeit und Kontrolle des Verhaltens, sowie die fehlende Einsicht in die Erkrankung. Der Verlust der Abstraktionsfähigkeit ist hier ebenfalls eingegliedert.

Erinnern

Dieser Punkt ist der wohl der emotionalste bei der Erkrankung Demenz. Die biografischen Lebenserfahrungen (retrograde Amnesie) gehen abhanden, in Verbindung mit einer Desorientierung zur eigenen Person.

Handeln

Die Apraxie, die Einschränkung und Verluste der praktischen Lebensfertigkeiten, tritt ein.

Aufmerksamkeit

Die Aufmerksamkeitsfähigkeit und Aufmerksamkeitsspanne verringert sich, die Personen sind im Alltag leicht ablenkbar und die Kommunikation ist erschwert.

Motorische Steuerung

Grob- und Feinmotorik, sowie die Beweglichkeit werden eingeschränkt, bis hin zum Verlust.

Zur Diagnostik ist zu sagen, dass es bereits viele mögliche Fragestellungen gibt, um eine Demenz zu definieren. Eine Demenz könnte sich entwickelt haben, wenn die Person über einen längeren Zeitraum die oben beschrieben Einschränkungen und Verhaltensveränderungen zeigt. Bei Verdacht einer Demenz wird in erster Linie ein neuropsychologisches Testverfahren angewendet. (Diekämper, 2017)

5. Alter und Demenz

Durch die neoterische soziodemografische Entwicklung und den stetigen Zuwachs an älter werdenden Menschen in der Gesamtbevölkerung gewinnen Forschungsarbeiten zum Thema physiologisches Altern mit der Thematik Ursachen, Diagnostik und Therapien von kognitiven Erkrankung ein wachsendes Interesse. In diesem Zuge werden auch Grundsatzfragen wie funktionelle und strukturelle Veränderungen im Gehirn so ausgeglichen werden können, dass kein Leistungsabfall zu vermerken ist. Hierbei sind die wesentlichen Modelle der kognitiven Plastizität und der kognitiven Reserve entstanden. Darunter versteht man, dass ein gesundes alterndes Gehirn durch Training die Fähigkeiten erhalten oder verbessern kann, sowie dass eine hohe kognitive Reserve die Erkrankung an einer Demenz zeitlich verzögern kann. (Holthoff-Detto, 2016)

Weitere Studien belegen, dass es einen signifikanten Unterschied bei den betroffenen Gedächtnisfunktionen gibt. Die Wiedergabe von Inhalten aus dem Langzeitgedächtnis lässt sich in zwei Kategorien einteilen, die sogenannte *semantische* und *episodische Gedächtnisleistung*. Die *semantischen Gedächtnisleistungen* enthalten erlerntes Wissen und Fakten, wie personen- und familienbezogenes Wissen und Erfahrungen. Im *episodischen Gedächtnis* hingegen werden Informationen über spezifische Ereignisse im zeitlichen und räumlichen Kontext hinterlegt.

Nicht nur die körperlichen Einschränkungen im Alter werden bezeichnet, sondern auch die kognitiven Einbußen, die eine selbstbestimmte Lebensform häufig nicht mehr ermöglichen. Faktoren wie regelmäßige Aktivität, geistige Anregung und soziale Partizipation können als Schutzfaktoren dienen. Jedoch sind hier auch bereits bei gesunden alten Menschen diese Faktoren gefährdet, wenn man betrachtet, wie viele allein lebende Menschen es gibt.

Daraus ergibt sich, dass durch eine Demenzerkrankung diese Schutzfaktoren nicht mehr greifen können, denn häufig sind körperliche Aktivitäten und die soziale Teilhabe nicht mehr ohne ein aktives Gegenwirken der Außenwelt möglich. Diese Faktoren müssen ständig an die jeweilige Erkrankungsphase angepasst werden. (Holthoff-Detto, 2016)

6. Die besonderen Bedürfnisse bei Menschen mit Demenz

Die besonderen Einschränkungen der Menschen bedürfen auch besonderer Bedürfnisse und Methoden. Um diese noch genauer zu definieren, werden folgend die Stadien beschrieben.
Nach Volicer, Fabiszewski, Rheaume und Lasch (1988) gibt es vier Stadien.

Frühes Stadium mit leichten Beeinträchtigungen:
Die erkrankte Person zeigt Auffälligkeiten, die zunächst ignoriert oder durch das Auslassen von bekannten Handlungen kompensiert werden, um Defizite zu verbergen.
Zur Folge hat dieses Frustration, Niedergeschlagenheit, Apathie bis zu Depressionen.

Mittleres Stadium mit mäßiger Beeinträchtigung:
Die kognitiven Fähigkeiten sind hier bereits stark eingeschränkt, sodass man den Kompetenzverlust nicht mehr verbergen kann. Eine eigenständige Lebensführung ist eingeschränkt, sodass die lebenspraktischen Fertigkeiten durch Fremdeinwirkungen durchgeführt werden müssen. Ebenfalls zeigt sich ein verändertes Raum-Zeit-Bewusstsein. Das Sprachverständnis sowie die Sprachfähigkeit zeigen ebenfalls Defizite. Frustrationsphasen können sich in Extreme verändern und zur emotionalen Überschussreaktionen führen.

Fortgeschrittenes Stadium mit schweren Beeinträchtigungen:
Charakteristisch für dieses Stadium sind Beeinträchtigungen in allen Lebenslagen. Anforderungen und Aufgaben können nur noch umgesetzt werden, wenn sie mit Anleitung und Überprüfung einhergehen. Körperliche Symptome wie Harn- und Stuhlinkontinenz treten auf, sowie eine fast völlige Einschränkung der Grob- und Feinmotorik. Die Kommunikation ist stark eingeschränkt.

Finales Stadium:
Der/die Erkrankte ist hier auf eine Vollversorgung externer Anbieter angewiesen. Auch die Kommunikation durch Sprache und Mimik sind erloschen. Die lebenspraktischen Fähigkeiten sind zum Erliegen gekommen. In diesem Stadium kommt es zum Tod. (Kahlisch, 2011)

Um den Menschen mit einer demenziellen Erkrankung wertschätzend und professionell zu begegnen, hat Bowlby Sifton 2008 einige Grundregeln aufgestellt. Demnach sollte man als externer Anbieter/als externe Person vor dem ersten Kontakt eine Biografiearbeit durchführen. Hilfreich ist in dieser Situation auch eine förmliche Ansprache der Person. Für alle beteiligten Personen aus dem Umfeld gilt, dass das Erkennen und Erfassen der emotionalen Lage unabdingbar ist. Der Kontakt sollte mit orientierenden, beruhigenden Informationen gestartet werden. Während der Kommunikation sollte bei Anforderungen immer eine positive Formulierung genutzt werden, das bedeutet keine Verbots- oder Befehlswörter zu benutzen. Grundlegend ist auch, Kommunikationsversuche des/der Erkrankten zu erkennen und darauf zu reagieren.

Während der Kommunikation sind Ja/Nein-Fragen sowie vertraute Redewendungen und Wörter hilfreich. Das Gegenüber sollte geduldig und ruhig bei immer wiederkehrenden Fragen sein. Für die Kontaktaufnahme ist eine direkte Ansprache und eine initiative Berührung vorteilhaft. Die Stimmlage sollte ruhig, langsam und deutlich sein. Bei Wortfindungsstörungen ist ein Wiederholen der letzten Worte sowie ein Aushelfen mit fehlenden Worten möglich. Zuletzt sollte man die Stille auch einfach aushalten können. (Kahlisch, 2011)

7. Impulsbegegnungen

Impulsbegegnungen sind Begegnungen zwischen Menschen und/oder Tieren durch verschiedene Impulse oder auch Reize, die auf visueller, olfaktorischer und akustischer Ebene ausgeübt werden können. (Inglis, 2018)

7.1 Die Macht der Berührung

Berührungen und der Wunsch nach Nähe sind ein zentraler Aspekt des menschlichen Lebens. In stationären Einrichtungen kann dieses Bedürfnis in der Regel nicht ausgelebt werden. Oftmals zeigt sich der Wunsch nach Berührungen im Hände-Ausstrecken nach im Raum anwesenden Personen, durch das Reiben der am Rollstuhl befestigten Tischplatte und dem Nesteln an Kleidung. Hier bieten Interventionen mit Hunden großes Potenzial. Vorab sollten einige Aspekte beachtet werden

- Erkundigung über die kulturellen und sozialen Hintergründe. Wenn ein Hund aus hygienischen Gründen nie in das Bett oder ins Zimmer durfte und sowieso in einen Zwinger gehört, warum sollte so etwas auf einmal von dieser Person toleriert werden?

- Langsames Herantasten in kleinen Schritten, dabei sollte genau auf die Reaktion des/der Erkrankten geachtet werden. Sobald eine Reaktion der Ablehnung erfolgt, muss die Interventionen direkt abgebrochen werden.Ort der Berührung: Die Berührung der Hand ist vertraut und wenig bedrohlich. Wenn es dort akzeptiert wurde, kann man sich vorsichtig an den Arm und die Schulter herantasten.

- Angemessene Berührungen selber zulassen. Es kann sehr wohltuend sein, wenn man selber am Arm berührt wird. (Inglis, 2018)

7.2 Impulsbegegnungen

Die Impulsbegegnung oder auch die sogenannte Initialberührung sollte bei einer ganzheitlichen Begrüßung eines Menschen mit Demenz stattfinden. Das ursprüngliche Konzept stammt aus dem Bereich der Basalen Stimulation. Basal bedeutet demnach Basis/unten, aufbauend auf individuellen, elementarischen sensorischen Erfahrungen, die jeder Mensch hat. Stimulation ist eine Anregung oder auch Reizung.

Die basale Stimulation kann bei Menschen mit einer veränderten Wahrnehmung eingesetzt werden. Das Konzept darf dann platziert werden, wenn es ein personenbezogenes-sensomotorisches Angebot ist, wobei die Reaktion des Betroffenen explizit wahrgenommen, beurteilt und interpretiert wird.

Das Konzept wurde durch Prof. Dr. Andreas Fröhlich an der Universität Koblenz/Landau entwickelt. Ziel ist es, durch die Kommunikation, Begegnungen und Wahrnehmung mit Menschen, durch den gezielten Einsatz von Angeboten, einen basalen Dialog zu führen. Im basalen Dialog geht es um eine Wechselwirkung zwischen Aktivität und Antwort. Das bedeutet, man plant ein Angebot und führt dieses durch, daraufhin wartet man auf die Reaktion des Gegenübers. Die Reaktion soll mit Innehalten, mit allen Sinnen Wahrnehmen und der Fragestellung, was dieser Mensch jetzt braucht, einhergehen. So kann nach dieser Interpretation der Antwort des Gegenübers das Angebot angepasst werden, so verläuft der basale Dialog.

Weitere zentrale Ziele sind, das Leben zu erhalten und Entwicklung zu erfahren, das eigene Leben spüren und Sicherheit erleben und Vertrauen aufzubauen, einen eigenen Rhythmus zu entwickeln und die Außenwelt zu erfahren, Beziehungen anzunehmen und zu gestalten, diesen einen Sinn und Bedeutung geben, selbstbestimmtes Leben, Autonomie und Verantwortung leben. Zuletzt soll der Mensch sich weiterentwickeln. (Inglis, 2018). Prof. Dr. Andreas Fröhlich hat dazu fünf Schlüsselfragen konzipiert:

- Welches Angebot braucht der Mensch?
- Welche Informationen braucht der Mensch, um das Angebot selbst durchführen zu können?
- Gibt es Informationen, die dem Menschen fehlen oder die ihn daran hindern, das Angebot selbst durchzuführen?
- Wie vermittle ich dem Menschen die fehlenden Informationen oder reduziere die störenden?
- Wie organisiere ich die Informationen für den Menschen zu einem Sinnzusammenhang?

Die Initialberührung stammt aus dieser Arbeit, dabei berührt man die Person sanft an Hand, Arm oder Schulter, sucht Blickkontakt (auch wenn dieser nicht erwidert wird) und begrüßt die Person mit einer Begrüßungsfloskel in ruhiger Stimmlage.

Die Begrüßung sollte schon vor der Berührung anfangen, damit man den Erkrankten/die Erkrankte nicht erschreckt. Grundsätzlich gilt: Leichte Berührungen wirken hier stimulierend, feste eher beruhigend. (Inglis, 2018)

Man sollte mit dieser Methode sehr achtsam umgehen, denn „Fasse ich einen Körper an, so fasse ich einen Menschen an." (Graf Karlfried von Dürckheim) Berührung im Sinne von Stimulation ist Information, denn Berührungen bedeuten immer Hautkontakt. Hautkontakt ist sensorische Stimulation und wird zu Wahrnehmung verarbeitet und jede Berührung hinterlässt Spuren und Eindrücke.

„Die somatische Wahrnehmung umfasst die Wahrnehmungsmöglichkeit der Haut, der Muskulatur aber auch der Gelenke. Der Körper nimmt sich selbst wahr (Propriozeption), seine Bewegungen (Kinästhetik), vor allem aber auch all das, was ihn unmittelbar berührt (taktile Wahrnehmung). Dies sind keine getrennten Wahrnehmungen, sondern sie vereinigen sich zu einer Vorstellung von „Ich in der Welt." (Fröhlich, 1999)

Ziel der somatischen Stimulation ist es, dass der Mensch die Haut als Grenze und Körperorgan erlebt. Der Körper wird als Ganzes in seiner Differenziertheit und in seiner Symmetrie erfahrbar. Ebenso soll Spannung und Entspannung spürbar werden und eine Rhythmisierung der Atmung eintreten. (Inglis, 2018)

7.3 Hundegestützte Impulsbegegnung bei Menschen mit Demenz

Dieses Konzept beruht auf den Schlüsselbegriffen der basalen Stimulation und der klassischen hundegestützten Arbeit. Im Fokus stehen die Impulsbegegnungen, die in den ersten Sekunden einer Mensch-Tier Begegnung verzeichnet werden.

Denn allein durch die Anwesenheit des Hundes, der in diesem Fall als Trigger für Erinnerungsarbeit steht, werden losgelöst vom Setting Erinnerungen in dem Menschen präsent, ohne verbale oder kognitive Ressourcen. Die Hunde begegnen den Menschen mit einem hohen Aufforderungscharakter, sodass sie durch deren Anwesenheit motiviert und konzentriert mitwirken können. Dieses Konzept findet eingangs seinen Platz, noch bevor der offensichtliche Kontakt durch Arbeitsmaterialien, verbale oder durch körperliche Kontaktaufnahme gestaltet wird.

In Kombination mit Menschen mit einer demenziellen Erkrankung birgt diese Begegnung noch weitere Faktoren, die sich positiv übertragen lassen. Menschen mit Demenz lassen sich primär auf einer anderen Ebene erreichen als Menschen, die an keiner kognitiven Erkrankung leiden. Durch die kognitiven Einschränkungen der Menschen mit Demenz ist eine verbale Kontaktaufnahme teilweise nur schwer für die Betroffenen zu verarbeiten und zu reflektieren. Das sollte allerdings nicht ausschließen, dass der Betroffene verbal begrüßt wird.

Dem übergeordnet steht der visuelle Reiz, dieser wird meist ungefiltert aufgenommen und so im Hirn direkt verarbeitet. So werden die Betroffenen indirekt in das Setting einbezogen. Charakteristisch sind die Wechselwirkungen der Begegnungen, denn durch den visuellen Reiz werden Erinnerungen transferiert, welche zu einem verbalen oder körperlichen Reiz weiterführen, sodass der Hund beispielsweise berührt oder angesprochen wird. Diese unterschwellige Kontaktaufnahme fordert und fördert Handlungsprozesse in Bezug auf Hund und Mensch mit Demenz.

Die Betroffenen gestalten eigenständig Handlungsideen, um beispielsweise gleichartige Gefühle auszulösen, welche sie durch die Erinnerungsarbeit vernehmen. Ebenfalls werden so Gesprächsthemen offenbart, die einen sehr persönlichen Charakter aufweisen. Die Betroffenen können sich in vergangene Zeiten zurückversetzen und losgelöst berichten. Durch den häufig darauffolgenden körperlichen Kontakt zum Hund, durch Streicheln, Fühlen oder das alleinige Ruhen der Hand auf dem Hund werden die tieferen Wahrnehmungsschichten im menschlichen Körper angesprochen und stimuliert. Diese Art der Wahrnehmung ist ein aktiver Prozess, der sinngebenden Verarbeitung von inneren und äußeren Reizen, die mit der Hilfe von Lernen und Erfahrungen gedeiht. Dieser Prozess ist immer mit der Gefühlsebene verbunden und kann selektiv und subjektiv durch die Sinnesorgane verarbeitet werden.

Die Betroffenen können so das eigene Leben spüren, Informationen über den eigenen Körper bekommen, denn durch die Wahrnehmung werden Form, Tiefe, Schwerkraft, Positionierung im Raum, sowie deren Bewegungsabläufe verdeutlicht.

Das ganzheitliche Entwicklungsmodell der basalen Stimulation verzeichnet sieben Wahrnehmungsbereiche mit unterschiedlicher Wahrnehmungsqualität. Die Körperwärme, Position, Kraft und der ausgeübte Druck des Hundes sprechen die somatische Wahrnehmung an, die sich in der Wahrnehmungsqualität durch Temperatur, Druck und Bewegung auszeichnet. Ebenso kann auch durch die vibratorische Wahrnehmung, durch Amplitude und Frequenz (Atemrhythmus und Herzschlag) der Betroffene stimuliert werden.

Im Bereich der visuellen Wahrnehmung kann der Hund aufgrund seiner Fellfarbe, Bewegung und Entfernung verschiedene Reize aussenden. Der wohl kleinste Be-

reich spricht hier die orale Wahrnehmung an, durch den Geruch des Hundes können ebenfalls Erinnerungsfaktoren offengelegt werden. Zuletzt wird der taktile
Wahrnehmungsbereich angesprochen, dieser zeichnet sich in seiner Qualität
durch die Oberflächenbeschaffenheit des Hundes, demnach sein Fell, ebenfalls
die Temperatur und die Bewegung aus. Hier bietet der Hund ein großes Spektrum
an Reizmöglichkeiten an.

Um dieses Konzept adäquat umzusetzen, ist ein geschultes und differenziertes
Auge und die Fähigkeit zu beobachten unumgänglich, denn Wahrnehmungsver-
änderungen sind unsichtbar, dennoch können aber Phänomene, die von den übli-
chen Verhaltensweisen abweichen, erkannt werden. (Inglis, 2018)

8. Tiere und Demenz

Im folgenden Kapitel geht es um die Beziehungen und Wechselwirkungen zwischen Tieren und Menschen mit Demenz. Welche Verbindungen gibt es und welche positiven Effekte werden erzielt?

8.1 Tiere und alte Menschen

Wie bereits im vorherigen Kapitel beschrieben, ist durch den großen medizinischen Fortschritt und die verbesserte Lebens- und Wohnlage die Lebenserwartung der Gesellschaft deutlich gestiegen. Damit geht ein Zuwachs an chronisch-degenerativen Erkrankungen einher. Durch dieses Pensum etablieren sich auch immer mehr tiergestützte Projekte im Alten- und Seniorenbereich, denn gerade im Alter können Tiere eine wichtige Stütze sein und die im Kapitel 5 beschriebenen Schutzfaktoren aufrechterhalten.

Dazu passen auch die Ergebnisse einiger Studien, die nachweisen, dass Tierkontakte einen positiven Einfluss auf die Lebensqualität haben, auch bei Menschen mit einer demenziellen Erkrankung. Allein die Anwesenheit eines Tieres stärkt das körperliche, seelische und soziale Empfinden. Studienergebnisse zeigen zudem, dass Menschen mit Demenz die unter Vergesslichkeit, Orientierungslosigkeit, Sprachstörungen und Persönlichkeitsveränderungen mit einhergehender Antriebslust leiden, aktiv an einem tiergestützten Setting teilnehmen können und mit dem Mensch-Tier-Team interagieren.

Die Interaktion mit dem Tier bewirkt ein Alltagsroutine, erleichtert den (Wieder-) Einstieg in die soziale Teilhabe und ermöglicht einen Austausch mit anderen. Ebenfalls findet eine qualitativ hochwertige Erinnerungsarbeit statt. Erwähnenswert ist auch, dass durch die Beziehung zu einem eigenen Haustier alte und demenzkranke Menschen körperliche, soziale, psychische und kommunikative Bedürfnisse nach positiver Zuwendung erfüllt bekommen. (Wesenberg, Beckmann, Holthoff-Detto, Nestmann, 2016)
Studienergebnisse zeigen, dass die positive Wirkung auf die körperliche Gesundheit sich wie folgt definieren lässt:
Durch die natürliche Art eines Tieres regt es die körperliche Aktivität an und fördert so die Gesundheit, was dazu führt, dass alte Menschen mit Tieren seltener krank sind. Ebenso unterstützen sie den Tag-Nacht Rhythmus, stabilisieren das Gedächtnis und verhindern oder vermindern Zerstreutheit. Sollten die Menschen dennoch erkranken, können die Situationen besser gehandhabt werden.

Die positiven seelischen Wirkungen werden durch eine intensive Beziehungsarbeit zum Tier befördert. Dadurch sinkt das Risiko, in eine Depression zu fallen, da man im stetigen Austausch mit sich selbst und dem Tier steht. Sie unterstützen in schwierigen Lebenslagen, als Kraftschöpfer. Die Tiere wirken sich positiv gegen Apathie und Teilnahmslosigkeit aus, was bei älteren und dementen Menschen häufig vorkommt. Sie bieten Schutz und Halt, vermitteln Sicherheit.

Im Bereich der positiven sozialen Faktoren zeigt sich, dass durch das Tier weiterhin soziale Begegnungen stattfinden. Allein durch die Anwesenheit eines Tieres steigt die soziale Einbeziehung und Teilhabe an der Umwelt. Zuletzt zeigt sich eine erhöhte Kommunikationsbereitschaft, da man sich über das Thema Tier austauschen kann. (Wesenberg et al., 2016)

8.2   Bedeutung von Tieren für Menschen mit Demenz

Sinneserfahrung – das Stichwort für die menschliche Art, die Welt zu erfassen. Riechen, Sehen, Hören, Schmecken und Fühlen, das alles sind menschliche und auch tierische Ressourcen der Sinne. Hier können vor allem die Tiere Menschen mit Demenz erreichen.

Sobald die Art der Kommunikation eingeschränkt ist und das normale Umfeld der Personen keinen direkten Zugang mehr findet, greifen hier Tiere ein. Der Kontakt von Tier und Mensch scheint spürbar leichter zu sein.

Eine Hypothese sagt aus: „Tiere bieten die Möglichkeit, über die Ansprache aller menschlicher Sinne Kontaktprozesse zu initiieren, die sich wiederum positiv auf den gesundheitlichen, kognitiven, sozialen und emotionalen Status demenziell erkrankter Menschen auswirken. Dadurch eröffnet sich die Chance für Pflegende, mit Hilfe von Tieren intensiver mit den Betroffenen in Interaktion treten zu können." (Hegedusch, 2006)

Diese Erkenntnis kann aufgrund der der gemeinsamen Evolution von Mensch und Tier bedeuten, dass eine tiefgreifende (Ver-)Bindung besteht, die Kontakt- und Beziehungsarbeit mit Tieren ermöglicht. Untersuchungen zeigen, dass die Mensch-Tier Begegnungen auf der Gefühlsebene des implizit-erfahrungsgeleiteten Funktionsmodus, also den tieferen Schichten einer Person, stattfinden.

Die Kommunikations- und Interaktionsprozesse sind losgelöst von verbaler Sprache, was sich wiederum positiv auf das Erleben der Person ausübt. „Eine derartige zwischenmenschliche Inkommunikativität lässt das Tier als geeigneten Ansprechpartner erscheinen." (Hegedusch, 2006)

Hier zeigt sich zudem der Aschenputtel-Effekt, ein völlig wertfreier Prozess, der vom Tier auf den Menschen übergeht. Demenziell Erkrankte erfahren Wertschätzung und Verständnis. Diese Unvoreingenommenheit fällt den Personen aus dem Umfeld meist schwer, da sie über Wissen und Problematiken der Situation verfügen, was zu einem Abwehrmechanismus führt. Tiere verfügen über die Abwehrmechanismen nicht, daher erfolgt keine kognitive Bewertung des Gegenübers.

Auf der emotionalen Ebene werden ebenfalls positive Effekte verzeichnet. Durch die normalen Ausdrucksformen des Hundes, um Wohlbefinden auszudrücken, werden Parallelen zum Menschen aufgebaut, was wiederum Vertrautheit schafft. Diese Beziehungsarbeit erfüllt häufig sehnlichste Wünsche nach Zuneigung und Nähe, der taktile Kontakt wird auch häufig bei älteren Männern als wertvoll empfunden. Denn dieser sexuell unbehaftete Austausch von Zärtlichkeiten wird auch gesellschaftlich akzeptiert. (Hegedusch, 2006) Vorwiegend der Bereich der taktilen Reize spielt in der Demenzforschung eine bedeutende Rolle, denn, so die Vermutung, die Hirnareale für die sensorische und sensomotorische Wahrnehmung bleiben eine lange Zeit intakt. Diese Bedürfnisse können durch ein Tier teilweise abgedeckt werden.

Auch im Bereich lebenspraktische Fähig- und Fertigkeiten werden signifikante Veränderung beschrieben. Durch die Versorgung des Tieres können auch pflegerische und versorgende Tätigkeiten im Alltag reaktiviert werden. Die Tiere können die Menschen animieren und motivieren, vielfältige Handlungen durchzuführen. Das wiederum wirkt sich positiv auf die eigene Identität, das Selbstbewusstsein und das Selbstwertgefühl aus. Das Gefühl des Gebrauchtwerdens kann allgemein die Stimmung positiv beeinflussen. Demnach zeigen sich weniger depressive Neigungen oder Aggressionen. (Hegedusch, 2006)

Zusammenfassend kann gesagt werden, dass Tiere Menschen mit Demenz eine ganzheitliche Art des Erlebens, des Bewusstseins und der Kommunikation ermöglichen, was durch charakteristische Eigenschaften des Tieres unterstützt wird und nicht mit den menschlichen Eigenschaften einhergeht.

8.3 Stationäres Wohnen und Tiere?

Mit Tieren im Alter leben, im stationären Wohnen, quasi ein Haustier im Altenheim – ist das denkbar? Bereits in den 80-er Jahren macht das Alten- und Pflegeheim „Drei Linden" (Oberwil bei Basel) massig Schlagzeilen, als es die Haltung von Tieren offiziell gestattet, sogar empfiehlt. Doch der Aspekt der Hygiene und der Akzeptanz der einzelnen HeimbewohnerInnen und des Pflegepersonals standen dem im Weg. Mittlerweile gibt es zahlreiche Studien, die belegen, dass bei angemessener Pflege und Versorgung keine hygienischen Bedenken von Nöten sind. Daher stellt dies kaum ein unlösbares organisatorisches Problem dar.

Die positiven Einflüsse von in Heimen gehaltenen Tieren sind offensichtlich, sie beleben unter anderem die Atmosphäre. Die Zuwendung zu diesen Tieren hilft, die eigene Existenz erfreulicher wahrzunehmen. Die HeimbewohnerInnen haben fast ausschließlich Kontakt zum Pflegepersonal, daher soll geprüft werden, ob durch die Anwesenheit der Tiere auch die berufliche Arbeit profitieren kann.

Denn die steigenden Zahlen der Lebenserwartung und die sinkende Geburtenrate haben auch Auswirkungen auf den Bereich der Altenhilfe. Auch die Zahl der chronisch-degenerativen Erkrankungen steigt. Ebenfalls wird deutlich, dass die Übersiedlungs- und Eingewöhnungsphase für HeimbewohnerInnen eine kritische Zeit darstellt. Negative Erlebnisse prägen die Zeit vor dem Umzug, Vertrautes wird verlassen und das soziale Umfeld ändert sich. Diese Situation kann durch die Mitnahme von Heimtieren positiv beeinflusst werden. In der Regel sind das Kleintiere oder Vögel. Aber auch stationierte Heimtiere sind unter Beachtung des Tierschutzes denkbar. So kann eine Katze oder auch ein Tiergehege im Wohnpark diese Effekte erzielen. Generell muss bei der Heimtierhaltung in Heimen vorab einiges geklärt werden, das Ganze sollte auch je nach Erkrankung und Ressourcen des Heimbewohners/der Heimbewohnerin geprüft werden. (Prof. Dr. Erhard Olbrich, Dr. Carola Otterstedt, 2003)

8.4 Auswirkungen von Tieren auf das psychosoziale Wohlbefinden von Menschen mit Demenz

Um die Thematik etwas zu veranschaulichen, wird zunächst der Begriff psychosoziales Wohlbefinden definiert. Darunter werden Begrifflichkeiten wie Integration, sozialer Kontakt, Erfahrungen von Zuwendungen, Körperkontakt, Wertschätzung und Stressbewältigung aufgeführt. Also befasst sich das psychosoziale Wohlbefinden mit Faktoren der aktuellen und vergangenen Lebenslage in der Beziehungs- und Kontaktarbeit. Die positiven Effekte veranschaulichen auch einige Studien. Die nachfolgenden Ergebnisse stammen aus der Wellensittichstudie von Mugford und Comsky aus einer 1975 durchgeführten hundegestützten Studie in Heimen von Salomon und Lavelle und einer von Hogart-Scott durchgeführten Studie aus 1981. Die erste Studie befasst sich mit dem psychotherapeutischen Wert von Wellensittichen auf ältere Menschen. Nachfolgend wird deutlich, dass alle Probanden mit einem Tier bessere Werte erzielten als vor dem Experiment. Die Tiere dienen als sozialer Katalysator und Eisbrecher. Sie erleichtern den Kontakt nach außen.

In der zweiten Studie werden die Effekte von Hunden in einer geriatrischen Einrichtung beobachtet. Ein interdisziplinäres Team erfasst folgende Wirkungen: Durch den Einsatz der Tiere teilen die Teilnehmer mit, dass sie eine erhöhte Lebensfreude und Humorbereitschaft verspürten. Der Lebenswille sei gestärkt. Die BewohnerInnen zeigten eine allgemeine Verbesserung der Stimmungslage, was sich deutlich im Alltag bemerkbar mache. (Hegedusch, 2006)

Diese und einige weitere Studien zeigen, dass die Tiere eine vielfältige Auswirkung auf den Menschen mit Demenz haben. Erstrangig zeigt sich eine umfassende Bedürfnisbefriedigung und eine psychosoziale Unterstützung.

8.5 Bedeutung von Tieren für das seelische Erleben

Eine Studie von Smet aus 1983 befasst sich mit den Einflüssen von Tieren auf das seelische Erleben. Die Fragestellungen befassen sich mit der Bedeutung des Tieres für den Menschen, welche Auswirkungen die Mensch-Tier-Beziehung auf die Seele hat. Zunächst erläutern wir den Begriff Seele. (Gäng, Turner, 2005) „Der Ausdruck Seele hat vielfältige Bedeutungen, je nach den unterschiedlichen mythischen, religiösen, philosophischen oder psychologischen Traditionen und Lehren, in denen er vorkommt. Im heutigen Sprachgebrauch ist oft die Gesamtheit aller Gefühlsregungen und geistigen Vorgänge beim Menschen gemeint. In diesem Sinne ist „Seele" weitgehend gleichbedeutend mit „Psyche", dem griechischen Wort für Seele. „Seele" kann aber auch ein Prinzip bezeichnen, von dem angenommen wird, dass es diesen Regungen und Vorgängen zugrunde liegt, sie ordnet und auch körperliche Vorgänge herbeiführt oder beeinflusst." (https://de.wikipedia.org/wiki/Seele)

Weitergehend gehen wir davon aus, dass die Seele eine Wirkungsebene des Menschen ist, auf der sich sozial-emotionale Prozesse abspielen. Man könnte demnach auch behaupten, dass die seelischen Effekte den Effekten auf der sozial-emotionalen Ebene ähneln oder sogar identisch sind.

Wichtig ist hier zu sagen, dass den Auswirkungen auf das seelische Erleben keine signifikanten Studien zugrunde liegen, sondern dass sie allein durch Gesprächsanalysen erfasst wurden.

Die Auswertung der Studie ergibt, dass sich Tiere im Wesentlichen positiv auf das seelische Erleben auswirken. Gerade im Bereich der Krisensituationen stellt sich ein hoher Mehrwert der Mensch-Tier-Beziehung dar. Durch den Kontakt zum Tier berichten die Teilnehmer über eine „gesunde Seele". Das lässt sich darauf zurückführen, dass die Tiere den Teilnehmern ein positives Feedback geben. (Gäng, Turner, 2005)

9. Hundegestützte Arbeit bei Menschen mit Demenz

Bei der hundegestützten Arbeit mit Menschen mit Demenz gibt es unterschiedliche Verfahrensmöglichkeiten und Methoden, die ebenfalls evaluiert werden können. Die Methoden unterscheiden sich vorwiegend in der Art der Qualifikation und der Begegnungen. Teilweise sollte das Setting durch primär dafür ausgebildete Mensch-Hund-Teams erfolgen, teilweise kann die Methode aber auch durch ehrenamtliche, freie Besuche erfolgen. Grundlegend sollte eine Aus- oder Weiterbildung besucht werden. Nachfolgend werden drei Methoden dargestellt.

9.1 Tiergestützte Biografiearbeit

Eingangs sollte der Begriff und das Verfahren der Biografiearbeit kurz erläutert werden. Es gibt zwei Formen der Biografiearbeit, die gesprächsorientierte und die aktivitätsorientierte Biografiearbeit. Die gesprächsorientierte Biografiearbeit zeichnet sich durch ein Einzel- oder Gruppengespräch aus, in dem bestimmte Themen verbal diskutiert und vorgestellt werden. Thematisch können diese Gespräche Jahreszeiten, Feiertage oder Familienstammbäume behandeln. Sollten zur Unterstützung Fotos oder Utensilien aus der vergangenen Zeit eingesetzt werden, spricht man von einer aktivitätsorientierten Biografiearbeit. Diese Form findet vor allem bei einem fortgeschrittenem Gedächtnisverlust großen Zuspruch.

„Die Biografiearbeit knüpft an den Ressourcen und Bedürfnissen eines Menschen, der von eingeschränkten kognitiven Fähigkeiten gekennzeichnet ist, an. Das Gefühl von Einsamkeit kann somit überwunden werden, der Sinn des Lebens wird wieder deutlich. Damit ist die Erinnerungspflege eine ideale Möglichkeit für aktivierende Gruppenangebote und kann neben einer Fülle von Themen auch viele stimulierende Anregungen enthalten." (Mandy Giruc, 2011, 26) Um den Begriff tiergestützte Biografiearbeit zu formulieren, bedarf es zweier Kombinationen. Die tiergestützten Interventionen werden also mit der klassischen Biografiearbeit verknüpft.

„Unter tiergestützter Biografiearbeit ist ein zielgerichteter und aktiver Gestaltungsprozess im Zusammenhang mit Tieren zu verstehen, der sich an vorhandenen Ressourcen orientiert und zu einer Identitätsfindung befähigen soll. Durchgeführt wird dieser Ansatz von unterschiedlich qualifizierten Experten im Bereich Altenarbeit (Sozialpädagogen, Ergotherapeuten, Altenpfleger etc.), die verschiedene, für dieses Einsatzgebiet ausgebildete Tiere einbeziehen." (Mandy Giruc, 2011)

Voraussetzung dieser nicht medikamentösen Therapiemöglichkeit ist ein klientenorientiertes Konzept. Dieses Konzept sollte bedürfnis- und ressourcenorientiert sein, sowie Wünsche und Anregungen der KlientInnen berücksichtigen. Teil der Arbeit sollte auch eine systemische Evaluation durch Protokolle, Videoanalysen oder Evaluationsbögen sein. Der Begriff der tiergestützten Biografiearbeit konnte noch nicht explizit eingeordnet werden, da es, wie bereits im ersten Kapitel beschrieben, für den deutschsprachigen Raum noch keine einheitliche Definition der tiergestützten Interventionen mit den Bereichen der Förderung, Pädagogik und Therapie gibt. Obwohl die einzelnen Bereiche einer hierarchischen Struktur unterliegen, kann die tiergestützte Biografiearbeit nicht eindeutig zugeordnet werden. Trotz dieser Problematik zählt die tiergestützte Biografiearbeit zu den tiergestützten Interventionen, da sie aktivitätsbezogen geleitet wird. Grundlegend hierfür ist der Fokus auf drei psychische Bedürfnisse eines Menschen mit Demenz: Einbeziehung, Beschäftigung und Identität. Die tiergestützte Biografiearbeit versucht, diese Aspekte zu vereinigen.

Jeder Mensch hat eine individuelle Lebensgeschichte, die Biografie des Menschen. Im Verlaufe des Lebens reflektieren die Menschen diese Ereignisse und Erfahrungen, meist mit Hilfe von Daten, Fotoalben und Gegenständen.

Eben diese Erinnerungsarbeit und -pflege ist gerade im Senioren- und Demenzbereich sehr bedeutsam. Sie kann bewusst und zielgerichtet erfolgen, um eine Selbstreflexion anzuleiten, denn die Lebensgeschichte eines Menschen birgt auch Informationen über eventuell verborgene Ressourcen, die man dann fördern könnte.

Es gibt eine Vielzahl an positiven Gründen, um Erinnerungspflege in Biografiearbeit zu betreiben. Gerade für Menschen mit Demenz, die durch das Fortschreiten ihrer Krankheit nicht selten das Gefühl des Versagens und des Rückschritts erleben, ist es besonders wichtig, sich ihrer Identität zu vergewissern.

Erinnerungspflege baut Brücken, hierbei sind nicht nur Verbindungen von Vergangenheit und Gegenwart gemeint, sondern auch Beziehungen zwischen Mensch und Mensch. Denn die gesprächsorientierte Biografiearbeit schafft gegenseitiges Vertrauen und Verständnis. Auch kann dadurch die Erkrankung im Alltag leichter respektiert werden.

Erinnerungspflege schafft Freude, die (gleichaltrigen) freundschaftlichen Beziehungen, gerade auch im stationären Wohnen, helfen, vergangene Verluste von Familienangehörigen und Freunden zu mildern. Ebenso kann das Gefühl der Zusammengehörigkeit gestärkt werden.

Erinnerungspflege ist ein Geschenk, denn Erinnerungen müssen immer wieder neu und individuell entstehen – das wohl wertvollste Gut unserer Identität.

Erinnerungspflege stärkt die Identität und Selbstachtung, denn die Persönlichkeit des Menschen lässt sich nicht durch die Hilfebedürftigkeit zerstören.

Erinnerungspflege hilft bei der Lebensrückschau; gerade am Ende des Lebens steigt das Bedürfnis, dem Leben einen Sinn zu geben. Die Erinnerungsarbeit kann hier helfen, eine Rückschau zu gestalten und in Frieden zu gehen.

Erinnerungspflege öffnet eine Bühne, viele Menschen mit Demenz im Frühstadium, aber auch SeniorInnen erleben immer weniger Anerkennung. Durch das Erzählen und Erleben ihrer Erinnerungen rücken sie wieder ins Zentrum des Geschehens und verspüren ein Glücksgefühl.

Erinnerungspflege macht Spaß, Vertrautes und Liebgewonnenes wieder zu entdecken sorgt für Wohlbefinden.

Tiergestützte Biografiearbeit soll Menschen mit Demenz helfen, in ihre Vergangenheit zu blicken und ihr Erfahrungswissen reaktivieren zu können. Eine mögliche Identitätsfindung soll ich positiv auf ihr Selbstwertgefühl, die Stimmungslage und vorwiegend auf die kognitive Ebene auswirken.

Denn durch die umfassende Kombination von körperlichen, kognitiven, emotionalen, sinnlichen und spielerischen Elementen werden die Betroffenen angeregt, von ihren Sorgen abgelenkt und in ihrer Ich-Identität gestärkt. Dieses Konzept geht mit einigen nennenswerten Wirkungen einher, die Tiere geraten direkt in den Fokus der Aufmerksamkeit, die Motivation, ihnen näher zu kommen, steigt und das Bedürfnis, ihnen etwas Gutes zu tun, ist groß. Die Teilnehmenden lernen, sich selbst gezielt zu aktivieren. (Mandy Giruc, 2011)

9.2 Integrierte Aktivitäten und Beschäftigungen

Durch die tiergestützte Arbeit werden verschiedenste Ressourcen der demenziell Erkrankten angesprochen, die positive Effekte auf die Lebenslage nach sich ziehen.

„Dies wird möglich, weil Tiere Fähigkeiten beim Betroffenen ansprechen, die trotz der Erkrankung nicht oder kaum betroffen sind. Über Sinne (wie Sehen, Riechen, Hören aber auch Fühlen) werden Effekte ausgelöst, die positiv auf den emotionalen, sozialen und kognitiven Status dieser Menschen wirken."

Während der tiergestützten Arbeit sollen verschiedene Leitziele angestrebt werden, die sich immer wieder in der Beschäftigung und Aktivitäten von Menschen mit demenziellen Erkrankungen bewähren. (Giruc, 2011)

Diese variablen Bausteine lassen sich wie folgt einteilen:

Lieder singen

„Königsweg zum demenzerkrankten Menschen" (Mötzing, 2009) In der Erinnerungsarbeit bei alten Menschen spielt die Musik eine große Rolle. Diese Form der Aktivierung vermittelt ein Gefühl von Gemeinschaft und fördert aktiv die Beteiligten.

Texte hören

Das Vorlesen von biografischen Texten bietet sich als Einstieg an. Die Teilnehmenden können sich so thematisch in die Vergangenheit zurückversetzen und sich neu identifizieren.

Bilder ansehen

Bildmaterial bietet eine gute Alternative zu lebendigen Tieren oder nicht vorhandenen Gegenständen. Man sollte dennoch Wert auf die Gestaltung legen, da das zweidimensionale Erfassen von Bildern meist schon im Frühstadium der Demenz verloren geht.

Assoziationen bilden

Der Begriff *Assoziationen* beschreibt Gedanken und Empfindungen, welche durch einen bestimmten Reiz ausgelöst werden. So können mit diesen Hilfsmitteln wie Orten oder Worten spontane Erinnerungen geweckt werden. Durch zusätzliche Stimulationen durch taktile oder orale Reize können auch Betroffene im mittleren Stadium noch Assoziationen verbinden.

Sprichwörter und Redewendungend

Durch diese Automatismen können sich nicht zuletzt auch Menschen mit erweiterter Demenzerkrankung erinnern. Das hängt auch damit zusammen, dass Redensarten zu deren Zeit eine weitaus höhere Bedeutung hatten als heutzutage. Wie man die Sprichwörter und Redewendungen einbaut ist unterschiedlich. Man kann diese ansprechen und durch die Teilnehmenden vervollständigen lassen.

Bewegungsaktivitäten

Durch das Greifen von Erinnerungsmaterial, wie zum Beispiel kleinen Getreidekörnern, einem Heusack oder das Streicheln und Bürsten eines Tieres kann die Feinmotorik gefördert werden.

Wahrnehmungsförderung

Der Bereich der Wahrnehmungsförderung wurde ja bereits deutlich erklärt, siehe Kapitel 7. Dennoch ist auch hier das Ziel, durch die Gegebenheiten des Hundes den Menschen so zu motivieren und stimulieren, dass die Wahrnehmung auf unterschiedlichen Ebenen stattfindet.

Im Rahmen der tiergestützten Arbeit können diese Erkenntnisse dazu beitragen, dem Setting einen Rahmen zu geben. Vorrangig ist demnach, dass die Menschen mit Demenz in den Prozess der tiergestützten Arbeit im Rahmen von Beschäftigung und Aktivitäten integriert werden. Das komplexe Instrument wird dem jeweiligen Kompetenz- und Fähigkeitsstatus der Person angepasst. (Giruc, 2011)

9.3 Wissenschaftliche Methoden zur Evaluation der tiergestützten Einheiten

Die Evaluation, auch Nachbereitung genannt, ist ein wichtiger Bestandteil der tiergestützten Arbeit. Nur so können Informationen und Ergebnisse über die positiven, aber auch negativen Wirkungen der Arbeit erfasst werden. Eine Evaluation kann dabei helfen, neue, effektivere Zielformulierungen oder methodische Veränderungen zu erlangen. (Mandy Giruc, 2011)

In dem Beitrag „Beobachten, Vergleichen, Bewerten" von Fitting-Dahlmann & Hennemann (2018) wurde deutlich, dass nur sehr wenige bereits etablierte tiergestützte Projekte und Arbeiten einer wissenschaftlichen Effektivitätsüberprüfung unterliegen. Dem zu Grunde wurde dargelegt, dass es häufig eine Kostenfrage aber auch eine Kompetenzfrage sei. Denn die nötige Fachkompetenz zur Leitung einer wissenschaftlichen Untersuchung würde häufig fehlen. Diese Annahme wurde ebenfalls durch eine deutschlandweite Befragung von Institutionen der tiergestützten Arbeit, geleitet von Fitting-Dahlmann & Hennemann, bestätigt. (Mandy Giruc, 2011)

Um sich intensiver mit diesem Thema zu beschäftigten, werden zunächst ein paar Begrifflichkeiten geklärt. Evaluation beschreibt also ein systematisches Vorgehen mit einem klar definierten Bereich. Sie umfasst eine Formulierung von Standards, inklusive der Kriterien, an denen die Resultate zu messen sind. Das ergibt eine systematische Datensammlung aufgrund objektiver Messverfahren, die anschließend auf einer Grundlage von Analysen und Diagnosen bewertet werden. Daraus resultiert eine Planungs- und Entscheidungshilfe zur Optimierung des untersuchten Bereiches. (Mandy Giruc, 2011)

Im Bereich der tiergestützten Arbeit gibt es die Möglichkeit, eine formative oder summative Evaluation durchzuführen. Ersteres dient einer Optimierung des Angebotes und findet meist in einer Etappenevaluation statt. Die summative Evalua-tion dient einer abschließenden Bewertung. Ebenfalls wird zwischen interner und externer Evaluation unterschieden. Intern meint eine sogenannte Selbstevaluation, wohingegen eine externe Evaluation eine Fremdevaluation beschreibt.

Fitting-Dahlmann & Hennemann orientieren sich während der Datensammlung an definierten Bezugsnormen, wie gut ein Ziel oder eine Kompetenz erreicht wurde:

- im Vergleich zu anderen (z.b. anderer Tiereinsatz, kein Tiereinsatz)
- im Vergleich zu einem absoluten, a priori (einer bereits erwiesenen Erkenntnis) vorgegebenen Kriterium (z.b. präzise Lernziele – Kontaktaufnahme zum Tier in einer vorgeschriebenen Zeit)
- im Vergleich zu einer entsprechenden Leistung der gleichen Person (oder Gruppe) zu einem anderen Zeitpunkt. (Mandy Giruc, 2011)

Grundlegend für die Evaluation sind weitere Kriterien wie Akzeptanz, Anwendbarkeit und Relevanz. Fitting-Dahlmann & Hennemann teilen mit, dass Interviews, Fragebögen und Ratingverfahren geeignete Evaluationsmethoden für die tiergestützte Arbeit darstellen. (Mandy Giruc, 2011)

Genauer wird nun die Evaluationsmethode der Beobachtung vorgestellt. Dieses Verfahren wird durch den Gruppenleiter/die Gruppenleiterin oder eine instruierten Person geleitet und ebenfalls durch diese Person ausgewertet.

Unterschieden wird hier zwischen zwei Arten der Beobachtung. Findet die Datenerfassung während der eigenen Aktivität durch den Gruppenleiter/die Gruppenleiterin statt, so spricht man von einer teilnehmenden Beobachtung. Wird die instruierte Person eingesetzt, die eine außenstehende Rolle einnimmt, so ist es eine nichtteilnehmende Beobachtung.

Beide Varianten sollten an Standards gebunden sein, demnach gut strukturiert.

Um die Daten zu erfassen, bedient man sich unterschiedlichster Instrumente. In der Regel sind dies Fragebögen, Notizen oder Videos. Gerade die Filmanalysen können Nachgang gut reflektiert werden, sind aber sehr zeitaufwendig. Der Einsatz eines gut konzipierten Beobachtungsbogens ist zu empfehlen. So kann bereits im Vorfeld festgelegt werden, welche Fragestellungen wichtig sind.

Wie jedes Konzept birgt auch dieses Vor- und Nachteile. Ein klarer Vorteil ist, dass sich die Methode direkt umsetzten lässt, die Kriterien können von den Teilnehmenden nicht verfälscht werden. Auch kann der zuvor erstellte Beobachtungsbogen einen übersichtlichen, auswertbaren Entwicklungsverlauf darstellen.

Der wohl schwerwiegendste Nachteil ist, dass wir Menschen aufgrund unserer Werte und Normen, Einstellungen und Gefühle immer anders bewerten und teilweise auch subjektiv bewerten. Durch äußerliche Faktoren wie das Erscheinungsbild, Sympathie- und Antipathiegefühle können die Ergebnisse ebenfalls verfälscht werden. Daher ist es notwendig, mehrere unabhängige und geschulte Beobachter einzusetzen.

10. Fallbeispiel aus der Praxis

Die Autorin kann aus eigener Erfahrung feststellen, dass die hundegestützte Arbeit mit Menschen mit Demenz wertvolle Momente kreiert. Die Autorin arbeitet bereits seit vier Jahren in einer Wohngemeinschaft für Menschen mit Demenz, mit ihrem ausgebildeten Therapiebegleithund.

Fachlich liegt der Autorin eine Ausbildung zur staatlich anerkannten Heilerziehungspflegerin vor, ebenso einige Weiterbildungen im Bereich der basalen Stimulation und unterstützenden Kommunikation. Die wöchentlichen Einheiten belaufen sich auf circa 45 Minuten, die in einer 20-minütigen Gruppeneinheit von maximal drei BewohnerInnen und einer 20-minütigen Einzelphase von jeweils zwei BewohnerInnen in den Zimmern stattfinden.

Das tiergestützte Setting findet auf Wunsch der Angehörigen der BewohnerInnen statt, soll zur Motivation beitragen und ein Gesprächsangebot sein. Durch den pflegerischen Alltag findet das Personal selten Zeit für Gespräche. Charakteristisch werden die tiergestützten Angebote durch die Autorin so gestaltet, dass viel Zeit zum Zuhören Platz findet. Durch Versorgungsangebote wie das Kleinschneiden von Obst und Gemüse zur Verfütterung bekommen die BewohnerInnen das Gefühl, wieder gebraucht zu werden, so wie sie sich meist jahrelang um Familie und Hof gekümmert haben.

Unterschwellig wird bei diesem Angebot auch die Feinmotorik gefördert. Ebenso werden durch das Verarbeiten von Lebensmitteln Erinnerungen geweckt, die sich durch Rezept- oder Anbauideen widerspiegeln, was zur Diskussion einlädt.

Auch olfaktorische Reize werden hier angeboten, die BewohnerInnen können bei Bedarf auch Riechen und Schmecken.

Die Autorin arbeitet auch dort mit den Ressourcen der basalen Stimulation, indem sie taktile Wahrnehmungsebenen anbietet. Der eingesetzte Hund, Mila, ist ein Schäferhund-Kuvaszmischling und 7 Jahre alt. Durch die Rassenabstammung hat Mila gelocktes, massives und feines Fell, die BewohnerInnen betonen häufig, dass dieses zum Streicheln einlädt. Festzustellen sind neben den Wirkeffekten aus den vorherigen Kapiteln vor allem kognitive Fähigkeiten, die der Einsatz des Hundes hervorbringt. Auch nach jahrelangen Besuchen fällt es den BewohnerInnen deutlich leichter, sich den Namen des Hundes zu merken; der Name der Hundeführerin muss teilweise wöchentlich neu erlernt werden.

„Da kommt Mila und die Frau!" ist eine der häufigsten Aussagen der BewohnerInnen.

Reflektiert wird auch durch anschließende Gespräche, dass die BewohnerInnen den Kontakt zum Hund zur Stärkung des Selbstwertgefühls nutzen. Eine Bewohnerin teilt mit, dass der Hund Mila sie besonders mag, da der Kontakt vom Hund gesucht wird. Dadurch fühlt sie sich in ihrer Persönlichkeit gestärkt und hat einen neuen Ansprechpartner, Begleiter und Freund gefunden.

Auch das Heimpersonal sagt in einem Interview aus, dass nach dem Besuch des Hundes eine emotionale Entspannung sichtbar ist, die BewohnerInnen haben gesprochen und den Hund gestreichelt und sind danach ruhiger und entspannter im Alltag.

Die BewohnerInnen betonen auch immer wieder, dass durch den Besuch unerfüllte Wünsche befriedigt werden. Laut der Aussage einer Bewohnerin habe sie sich immer einen Hund gewünscht, konnte diesen Wunsch aber aufgrund der familiären Versorgung der 6 Kinder nicht umsetzen. Zudem sagt sie, habe sie immer verzichten müssen, daher sei es jetzt umso schöner, dass Mila gerne zu ihr komme.

Die Autorin kombiniert bei dem Gruppensetting die Hort-Methode mit der Methode der freien Begegnung. Beim Eintritt in die Wohngemeinschaft wird der Hund zunächst abgelegt und die Autorin begrüßt die BewohnerInnen und das Pflegepersonal. Eine Wasserversorgung sowie die Rückzugsmöglichkeit für den Hund werden hergerichtet. Hier helfen häufig die BewohnerInnen und übernehmen gerne die Aufgabe, das Wasser zu holen oder die Decke auszubreiten. Das wiederum kann als positiver Wirkfaktor erfasst werden. Sobald die Rahmenbedingungen stimmig sind, wird der Hund mit einem verbalen Signal aus dem Ablagesetting gelöst und er kann nun frei entscheiden, ob er direkt den Kontakt zu den BewohnerInnen sucht. Häufig findet die Kontaktaufnahme direkt nach dem Auflösungssignal statt. Sobald der Erstkontakt gestaltet ist, bringt die Autorin die geplanten, aber auch spontanen Zielformulierungen ein. Die BewohnerInnen werden jedes Mal gefragt, ob sie eigene Ideen oder Wünsche haben, ansonsten stellt die Autorin mögliche Gestaltungselemente der tiergestützten Einheit vor. Die Autorin versucht, den BewohnerInnen Entscheidungsfreiheit zu gewähren, denn gerade in einem stationären Setting werden häufig durch das Personal aber auch durch Organisationsstrukturen Fremdentscheidungen getroffen.

Zum Abschluss der Gruppeneinheit findet eine wiederkehrende, ritualisierte Interaktion statt. Der Hund bekommt in Form eines in ein Tuch eingepackten Leckerlis in einem Gitterball die Möglichkeit, „das verpackte Geschenk" der BewohnerInnen auszupacken. Während dieser Zeit schaut die Autorin nach den äußerlichen Verschmutzungen durch zum Beispiel Hundehaare und entfernt diese, denn die BewohnerInnen sind meist fein gekleidet und möchten dieses Selbstbild wahren.

Anschließend hat der Hund eine Pause von 15 Minuten, in der er die Möglichkeit hat, sich zu lösen und sich zu entspannen. Anschließend werden die zwei Bewohnerlnnen im Einzelkontakt im Zimmer besucht. Die beiden Bewohnerlnnen sind bettlägerig und stark somnolent. Hier wird, um eine Reizüberflutung des Bewohners/der Bewohnerin zu vermeiden, aber auch um den Hund zu schützen, in kurzen Einheiten von circa 10 Minuten, gearbeitet. Denn diese meist engen Kontakte erfordern viel Konzentration, auch seitens der Autorin. Der Fokus liegt klar auf Vermeidung und Beobachtung von Stresssignalen aller Beteiligten.

Vorwiegend bietet die Autorin hier basale Angebote an, der Hund wird teilweise neben dem heruntergefahrenen Bett platziert, sodass die jeweiligen Bewohnerlnnen aktiv Kontakt zum Hund suchen können, durch das Streicheln oder Auflegen der Hand auf dem Hunderücken.

Vom Platzieren des Hundes im Bett nimmt die Autorin Abstand, in seltenen Fällen, sollte es ausgeschlossen sein, den Hund am Bett zu platzieren, legt die Autorin eine Decke an den Bettrand und der Hund wird gefragt, ob er den Kontakt möchte. Vom Hereintragen sieht sie ab. In einigen Fällen legt der Hund nur seine Schnauze auf die Bettkante, in anderen Fällen legt der Hund sich zum Bewohner/zur Bewohnerin. Der Hund kann die Situation jederzeit auflösen. Die Bewohnerlnnen werden durch die Autorin in unterschiedlichen Wahrnehmungsbereichen angesprochen. Hier nutzt die Autorin Lagerungs- und Ausstreichungstechniken des Konzeptes. Der Hund bekommt auch hier die Möglichkeit, sich jeder Zeit auf seinen Rückzugsort zu begeben. Eine Wasserversorgung ist ebenfalls vorhanden.

Die tiergestützten Interventionen in der Demenz-Wohngemeinschaft werden durch die Autorin als sehr intensiv erlebt. Durch den regelmäßigen Kontakt sind enge Beziehungen entstanden, die sich mit Vertrauen, Freude und Verständnis gestalten.

Der Hund wird oft nur passiv eingesetzt, in den Momenten, in denen die Autorin mit den Bewohnerlnnen spricht, liegt der Hund häufig am Fußbereich der Bewohnerlnnen und wirkt entspannt. Er döst vor sich hin.

Dennoch ist der Hund immer wieder ein Aufmerksamkeitsfänger. Sobald die Autorin ohne den Hund die Einrichtung betritt, wird sie teilweise eingangs eingeschränkt wahrgenommen. Erst durch den direkten Sicht- und Sprachkontakt findet ein Dialog statt. Anders ist es, wenn der Hund dabei ist. Hier wird die Einrichtung betreten und die Bewohnerlnnen stehen meist auf, oder winken direkt zu. Ebenso findet je nach sprachlichen Fähigkeiten eine verbale Begrüßung statt.

11. Fazit

Mensch-Tier-Beziehungen sind ähnlich facettenreich und multiplex wie zwischenmenschliche Verhältnisse. Die verschiedenen positiven Wirkungen variieren dabei individuell stark und die Formen von Unterstützung, die Tiere bieten können, sind in Abhängigkeit von der Lebenssituation unterschiedlich relevant. Durch verschiedene Konzepte wie die Biophilie-Hypothese, die Du-Evidenz und die Bindungstheorie erhalten die tiergestützten Interventionen eine fundierte systemische Grundlage und stellen somit eine professionelle Form der nicht-pharmakologischen Therapie dar. Im Laufe der Lebensgeschichte der Menschen haben wahrscheinlich viele positive Erfahrungen mit Tieren gemacht und unter Anbetracht des Generationswechsels wird die Zahl der Menschen, die Tiere als Familienmitglieder und Gefährten im Leben betrachten, höchstwahrscheinlich steigen. Daher werden es immer mehr Menschen, die womöglich positiv auf den Einsatz eines Tieres im Senioren- und Demenzbereich reagieren.

Weiterhin kann vermutet werden, dass in tiergestützten Interventionen mit demenziell erkrankten Menschen eine analoge Form kommunikativer Interaktion zwischen Mensch und Tier in besonderer Weise eine wesentliche Basis der positiven psychosozialen Effekte bildet. Die tiergestützte Arbeit bei Menschen mit Demenz ist aufgrund des breiten Wirkungsspektrums für alle Stadien der Erkrankung geeignet. Häufig werden die positiven Wirkeffekte nicht direkt wahrgenommen, sondern erst, wenn man sich intensiv mit den Verhaltensmustern der Betroffenen beschäftigt. Als Schlüsselbegriff dient hier die stimmungsaufhellende, antidepressive Wirkung der tiergestützten Interventionen. Darüber hinaus ist zu sagen, dass die positive Wirkung der Einsätze auf das gesamte Umfeld zu projizieren ist. Das Tier soll und kann den Menschen nicht ersetzten, es erweitert die Möglichkeit einer aktiven Beziehungsgestaltung, es ist dafür da, das Positive besser zu erleben.

Bedeutsam ist auch, dass sich die AnwenderInnen alle theoretischen Grundlagen verinnerlicht haben, dazu zählt auch das komplexe Krankheitsbild und die Umgangsformen in Bezug auf Menschen mit Demenz. Denn gerade die Herausforderungen im Umgang mit Menschen mit Demenz müssen respektvoll und verständnisvoll behandelt werden. Nur so können die Tiere und die Menschen davon profitieren.

Der Fokus der hundegestützten Impulsbegegnungen sollte daher auf die Kontaktaufnahme, Beziehung, emotionale Bindung und Interaktion gerichtet sein. Das bedeutet für den Einsatz, dass es sich um ein bedürfnisorientiertes Angebot handelt,

Wohlbefinden und Lebensqualität zu steigern. Besonders für Menschen mit Demenz stellen die Tiere eine Ressource dar, die sich positiv auf diesen Bereich auswirkt. Denn die Tiere können die Bedürfnisse des Menschen – insbesondere nach Nähe, Wärme, Kontakt, Anerkennung und Sinnfindung – erfüllen. Das lässt sich umsetzen, da diese Fähigkeiten bei den Betroffenen kaum oder nicht betroffen sind. Über die Sinnesorgane werden Effekte ausgelöst, die sich positiv auf den Zustand dieser Menschen auswirken. Die Beeinflussung des emotionalen Status betrifft vor allem die Begleiterscheinungen der Demenz, wie Stimmungsveränderungen und Aggressionen. Der soziale Staus wird durch die Eisbecherfunktion und Rückstellung der Isolation seitens der Tiere als sozialer Katalysator positiv beeinflusst.

Die positiven Effekte zielen jedoch nicht isoliert auf einen Status, sondern führen zu Wechselwirkungen und Synergieeffekten. Daher findet hier die Hypothese Zuspruch, dass Tiere die Möglichkeit bieten, Kommunikationsfähigkeit- und Bereitschaft zu initiieren und sich dadurch der kognitive, emotionale, soziale und gesundheitliche Status positiv verändert.

Abschließend ist zu sagen, dass tiergestützte Arbeit mit Menschen mit Demenz noch eine wenig bekannte Ergänzung zu den Betreuungs- und Therapieangeboten ist, jedoch bei den Angehörigen auf eine positive, vielseitige Erwartungshaltung trifft.

Literaturverzeichnis

Bücher:

Anne Kahlisch. (2011).*Tiergestützte Therapie in Senioren- und Pflegeheimen.* Nerden/Daun: KYNOS VERLAG

Carola Otterstedt, Michael Rosenberg. (2009). *Gefährten – Konkurrenten Verwandte.*Göttingen:Vandenhoeck & Rupprecht GmbH & Co KG

Eileen Hegedusch, Lars Hegedusch. (2007). *Tiergestützte Therapie bei Demenz.*Hannover: Schlütersche Verlagsgesellschaft mbH & Co KG

Eva Meier Laimer. (2011). *Die tiergestützte Therapie mit Hund, Bedeutung für die Pflege demenziell erkrankter Menschen im Pflegeheim.* Saarbrücken: VDM Verlag Dr. Müller

Herwig Grimm, Carola Otterstedt. (2012). *Das Tier an sich.* Göttingen: Vandenhoeck & Rupprecht GmbH & Co KG

Karin Bold.(2015).*Haben Tiere eine Seele, einen Geist?.* Oldenburg: ISENSEE VERLAG

Katrin Stroppel. (2018).*Tiergestützte Interventionen unter tierschutzrelevanten Aspekten. Voraussetzungen – Risiken- Chancen.* Hamburg: Diplomica Verlag

Marianne Gäng, Dennis C. Turner. (2005). *Mit Tieren leben im Alter.* München: Ernst Reinhardt, GmnH & Co KG Verlag

Mandy Giruc. (2011). *Tiere, mit denen wir lebten.* Hannover: Schlütersche Verlagsgesellschaft mbH & Co KG

Marion Menke, Guido Huck, Rainer Hagencord. (2018). *Mensch und Tier im Team.* Stuttgart: W. Kohlhammer

Monika A. Vernooj, Silke Schneider. (2018). *Handbuch der tiergestützten Interventionen.* Wiebelsheim: Quelle & Meyer Verlag

Prof. Dr. Erhard Olbrich, Dr. Carola Otterstedt. (2003). *Menschen brauchen Tiere.* Stuttgart: Franchk-Kosmos Verlags-GmbH & Co

Rainer Hagencord. (2011). *Die Würde der Tiere.* Gütersloh: Gütersloher Verlagshaus

Sandra Wesenberg, Antje Beckmann, Vjera Holthoff-Detto, Frank Nestmann. (2016). *Tierische Tandems Band 1. Grundlagen.* Tübingen: dgvt-Verlag

Sandra Wesenberg, Antje Beckmann, Vjera Holthoff-Detto, Frank Nestmann. (2016). *Tierische Tandems Band 2. Manual.* Tübingen: dgvt-Verlag

Wolfgang Diekämper. (2017). *Menschen mit Demenz begleiten und pflegen für die Aus-, Fort- und Weiterbildung.* Berlin: Cornelsen Verlag

Webseiten:

Demenz Info. URL: http://demenz.info/demenz-im-icd-10 (Abrufdatum 08.10.2020 13:45 Uhr)

Dudelredaktion. (o. J.): *„Tulpe"* auf Duden online. URL: https://www.duden.de/node/713429/revisions/1380643/view (Abrufdatum: 21.03.2020)

ESAAT European Society for Animal Assisted Therapy, Europäischer Dachverband für tiergestützte Therapie. URL: .https://www.esaat.org (Abrufdatum 08.10.2020 13:40 Uhr)

TVT – Tierärztliche Vereinigung für Tierschutz Merkblatt Nr.: 131.04. https://www.tierschutz-tvt.de/index.php?id=50&no_cache=1&download=TVT-MB_131.4__Hunde_im_soz._Einsatz_Juni_2018.pdf&did=181 Abrufdatum: 03.06.2020, 14:11 Uhr

Wikipedia. URL: https://de.wikipedia.org/wiki/Seele (Abrufdatum 08.10.2020 8:55 Uhr)

Artikel:

Astrid Becker. *Lass die Omma ihre Tüddeligkeit Plädoyer für einen neuen Umgang mit neuro-kognitiv veränderten Menschen.* ISSO wichtig (2016), S. 24f.

Cordula Inglis. (2018). *Basale Stimulation.* Haus Hall Seminarunterlagen.

Daan Vermeulen. *TGI in der Geriatrie bei Menschen mit Demenz (MmD) Anregungen für die Umsetzung vom SOC in die TGI Praxis*, Tiergestützte Therapie, S. 13–15.

Daan Vermeulen. *Wie auch das Vertraute zur Besonderheit wird - Ein Schwein als Exot?*, Tiergestützte Therapie.

Video/DVD(Film):

Christian Meyer (Producer) Andreas van Hören (Director). (2020). *Tiere tun gut.* (Film) Medienprojekt Wuppertal: Wuppertal.

Lightning Source UK Ltd.
Milton Keynes UK
UKHW022341281220
375969UK00007B/301

9 783961 468089